学生の声を
聞いてつくった

解剖生理学

沖縄県立看護大学大学院 前教授　**安谷屋 均** 著

南 山 堂

序

　解剖生理学は人体の構造や機能を学ぶ上で，もっとも基本となる学問で，将来，看護師を含む医療者として従事する学生にとって必須の科目です．ほとんどの新入学生は，解剖生理学を履修したとき，初めて耳にする医学用語や働きの複雑さに戸惑います．そのため，この教科は難しいと思う学生が後を絶ちません．

　そこで，解剖生理学を学んでいる学生やすでに学んだ現役の看護学生からの意見を多く参考にし，特に苦手な部分をできるだけ分かりやすく簡潔にまとめるように心がけました．

　本書は，解剖生理学の基礎知識を広く・速く身につけていただくために，図や表を多く記載し，分かりやすい表現で内容を理解できるようにしました．また，正常な機能と異常になったときの違いにも触れています．章末には，理解を確認するために○×形式の問題を作成しました．

　本書が，これから基礎医学や看護学を学ぶ人などに幅広く活用されること，試験の勉強に少しでも役に立つことを望んでいます．

　最後に，本書の執筆にあたりご協力頂いた現役の看護学生の方々や，多くの資料を整理して頂いた佐久田美香様に感謝を申し上げます．また，本書の作成にあたって，多大なご配慮と助言をたまわった南山堂編集部の方々に，深甚の謝意を捧げます．

　2020 年 6 月

安谷屋　均

目　次

第5章　循環器系　　　　　　　　　　　　　　35

第6章　血　液　　　　　　　　　　　　　　　45

第7章　生体防御機構（免疫）　　　　　　　57

第8章　呼吸器系 　　　　　　　　　　　　　　　　67

第9章　消化器系 　　　　　　　　　　　　　　　　75

第10章　栄養と代謝 　　　　　　　　　　　　　　　87

第11章　体　温　　95

第12章　泌尿器系　　101

第13章　内分泌腺　　107

第 1 章

人体の区分と腔所

A 人体の区分

　人体は頭頸部，体幹，体肢の 3 部に大きく分けられる．頭頸部は頭部と頸部，体幹は胸部と腹部，体肢は上肢と下肢に区分される．また，腹部を腹部と骨盤部に分ける（図1-1）．

B 頭頸部

❶ 頭　部

　頭部は脳部と顔部に区分される．脳部は主に脳を収納する部分，顔部は眼，耳，口などの部分をいい，頭蓋（頭部の骨格をいう）により保護されている．

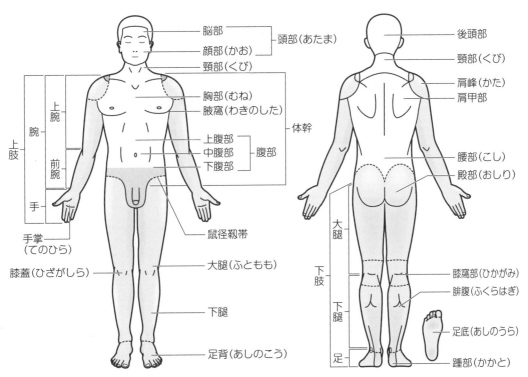

図1-1　人体各部の名称：前面（左）と後面（右）
人体は中心部にあたる体幹とそこから出た体肢に区分される．

1

❷ 頸　部

頸部は首の部分をいい，頸椎（7個の椎骨が積み重なっている）があり，咽頭と喉頭に区分される．

咽頭はのどの奥で，鼻からくる空気と口からくる食物の通り道の交差点をいう．

喉頭はのど仏の部分で，空気が通る気管と食物が通る食道が分かれる部位である．

頸部の後ろは，項と呼ばれている．

C　体　幹

❶ 胸　部

胸部は胸の部分をいい，肋骨などによりカゴ状の膨らみをつくっている．

肋骨の内側には，肺や心臓などの臓器や大血管，食道，気管などが走行している．また，肋骨の下にはドーム型の筋肉である横隔膜があり，胸部と腹部の境をつくっている．

胸部の後面を背部（せなか）という．

❷ 腹　部

腹部は腹の部分をいい，消化器系の胃・小腸・大腸・肝臓・膵臓，リンパ器官系の脾臓，泌尿器系の腎臓などの臓器がある．

腹部は臍より上を上腹部，中央を中腹部，下を下腹部に分けている．

上腹部には胃や肝臓など，中腹部は小腸など，下腹部には大腸，膀胱，生殖器などがある．

❸ 骨盤部

骨盤部は腹部（下腹部）の一部で，小腸や大腸の一部・膀胱などの泌尿器，前立腺・精嚢（男性），卵巣・子宮・腟（女性）などの生殖器がある．骨盤部の後面は殿部と呼ばれている．骨盤部を含む腹部と下肢は，鼠径靱帯により分けている．

鼠径靱帯は，体表面からは鼠径溝として，その位置はくぼんで観察できる．

D　体　肢

体肢は四肢ともいい，手足のことで，上肢と下肢に区分される．「肢」とはからだの枝という意味である．上肢は上腕（肩関節から肘までの部分），前腕（肘から手首の前までの部分），手（手首から手の指まで）に分かれる．上肢の付け根は肩であるので，上肢に含むこともある．

下肢は大腿（股関節から膝までの部分），下腿（膝から足首の前までの部分），足（足首から足の指まで）に区分される．下肢の付け根は後面の殿部なので，下肢に含むこともある．

E　腔所と器官（臓器）

人体の内部は腔所となっていて，その腔所を体腔と呼び，器官（臓器）を収めている（図1-2）．

腔所には頭蓋腔（脳を収める），脊柱管（脊髄を収める），臓器を収める胸腔と腹腔がある．胸膜と腹腔は横隔膜を境に分けており，また，腹腔の下部は骨盤まで広がっているので，骨盤の一部を囲んでいる部分を骨盤腔と呼んでいる．胸腔や腹腔にある臓器を内臓といい，内臓は胸膜や腹膜という膜により保護されている．

頭蓋腔と脊柱管はつながっているが，体腔には含めない．しかし，この中にある脳や脊髄は髄膜という膜により保護されている．

❶ 胸腔と腹腔・骨盤腔の臓器

胸腔内にある臓器を胸腔内臓器，腹腔内にある臓器を腹腔内臓器，骨盤内にある臓器を骨盤腔内臓器といい，それぞれ異なる臓器が収められてい

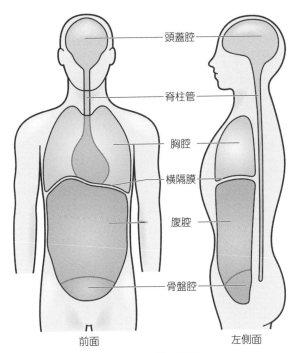

頭蓋腔

脊柱管

胸腔

横隔膜

腹腔

骨盤腔

前面　　　　　　　左側面

図1-2　人体の腔所

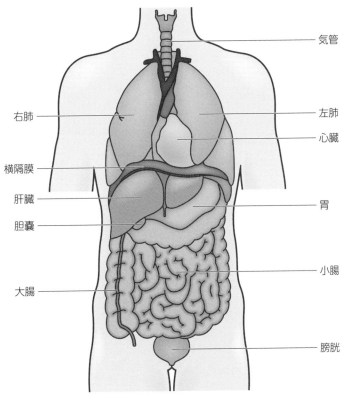

気管

右肺

左肺

心臓

横隔膜

肝臓

胆嚢

胃

小腸

大腸

膀胱

図1-3　人体の臓器

る．一方，腹腔外にある臓器を後腹膜臓器という（図1-3）．

胸腔内臓器：心臓と肺（左右）がある．心臓は独自の膜（心膜）に，肺は胸膜に囲まれ，それぞれの運動をスムーズにしている．

腹腔内臓器：肝臓，胆嚢，脾臓，胃，小腸（十二指腸を除く），大腸の横行結腸などの消化器と，脾臓などがある．

骨盤腔内臓器：直腸，膀胱，前立腺・精嚢（男性），子宮・卵巣・腟（女性）などがある．

後腹膜臓器：腎臓，副腎，小腸の十二指腸，大腸の結腸（横行結腸を除く），膵臓などがある．

問題　正しいものに○，誤っているものに×をつけてみよう！

① 人体は3部に区分されている　　　　　　　　　（　　　）

② 体幹に体肢が含まれる　　　　　　　　　　　　（　　　）

③ 顔は頭部の一部である　　　　　　　　　　　　（　　　）

④ 咽頭で気管と食道に分かれる　　　　　　　　　（　　　）

⑤ 胸部と腹部は肝臓で分けられる　　　　　　　　（　　　）

⑥ 腹部は消化器官が多くみられる　　　　　　　　（　　　）

⑦ 下腹部に骨盤が存在する　　　　　　　　　　　（　　　）

⑧ 骨盤部には主に生殖器だけが存在する　　　　　（　　　）

⑨ 腹部と下肢は鼠径靱帯により分けられている　　（　　　）

⑩ 体肢は上半身と下半身に分けられる　　　　　　（　　　）

⑪ 上肢は頭から頸の部分をいう　　　　　　　　　（　　　）

⑫ 前腕は肘から手首までの部分をいう　　　　　　（　　　）

⑬ 殿部は下肢に含まれない　　　　　　　　　　　（　　　）

⑭ 下腿は股から膝までの部分である　　　　　　　（　　　）

⑮ 脳を収納する頭蓋腔は体腔の1つである　　　　（　　　）

⑯ 体腔内にある臓器を内臓という　　　　　　　　（　　　）

⑰ 胸腔内に肺や心臓がある　　　　　　　　　　　（　　　）

⑱ 腹腔内に腎臓がある　　　　　　　　　　　　　（　　　）

⑲ 腹腔の外に十二指腸がある　　　　　　　　　　（　　　）

⑳ 膀胱は骨盤腔内にある　　　　　　　　　　　　（　　　）

【答】　①（○）頭頸部，体幹，体肢に区分される．　②（×）体幹は胸部，腹部，骨盤部をいい，体肢は上肢，下肢をいう．　③（○）脳や顔は頭部である．　④（×）喉頭で気管と食道に分かれる．　⑤（×）胸部と腹部は横隔膜で分けられる．　⑥（○）胃・小腸・大腸・肝臓など消化器官が多く位置している．　⑦（○）骨盤は大きな3つの骨から構成されている．　⑧（×）生殖器以外に小腸，大腸，膀胱などがある．　⑨（○）鼠径靱帯は，体表面からは鼠径溝として，その位置はくぼんで観察できる．　⑩（×）体肢は手足のことである．　⑪（×）上肢は上腕・前腕・手を示す．　⑫（○）上腕は肩から肘までの部分である．　⑬（×）殿部は下肢に含むこともある．　⑭（×）下腿は膝から足首までの部分をいう．　⑮（×）頭蓋腔は体腔に含めない．　⑯（○）体腔は胸腔内と腹腔を示し，そこにある臓器を内臓という．　⑰（○）心臓は心膜，肺は胸膜により保護されている．　⑱（×）腹腔の外にある．　⑲（○）腹腔外に腎臓・十二指腸・膵臓などがある．　⑳（○）骨盤腔内には直腸・膀胱・前立腺（男性），子宮・卵巣（女性）などがある．

第2章 細胞・組織・器官

A 細胞の構造

ヒトの身体は，およそ60兆個の細胞から構成されている．ヒト細胞の平均的な大きさは10～30 μm（マイクロメートル：10^{-6} m），最も大きい細胞に卵細胞の約200 μm がある．形状は扁平な形や細長い形などさまざまである．これらの1個の細胞は細胞核，細胞質，細胞膜からなっている（図2-1）．

❶ 細胞核

細胞核は核膜・染色体・核小体から構成されている．

核膜：核と細胞質を仕切る膜で，核膜孔を通して物質が出入りする．

染色体：遺伝子の本体となるDNA（核酸）がある．

核小体：RNA（核酸）がある．

❷ 細胞質

細胞質内にある主な小器官にミトコンドリア・ゴルジ装置・小胞体・中心体・リボソーム・リソームなどがある．

ミトコンドリア：酸素の貯蔵庫で，呼吸に関する酵素を多く含み，細胞に必要なエネルギー（ATP：アデノシン三リン酸）を多量に生成する．

小胞体：リボソームが付着した粗面小胞体と付

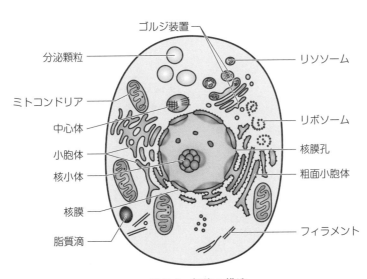

図2-1　細胞の構造

着しない滑面小胞体がある．粗面小胞体はリボソームで合成されたタンパク質を取り込んで，貯蔵・濃縮・運搬する．運搬とは，小胞体にあるタンパク質が小胞に入り，ゴルジ装置などの細胞小器官に送られることをいう．滑面小胞体は脂質やステロイドホルモンの合成などに関与している．

ゴルジ装置：扁平な袋が積み重なった形で，周りに小胞が集まっている．小胞体から小胞に運ばれたタンパク質はゴルジ装置で糖質に付加されてから再び小胞として放出され，細胞外へ分泌される．ゴルジ装置は腺細胞でよく発達し，分泌物の形成や貯蔵に関係している．

中心体：細胞分裂の際に紡錘糸の起点となる．

リボソーム：核から遺伝情報を運んできたRNAをもとにタンパク質を合成する場所である．

リソソーム：消化酵素を含み，細胞内に取り込んだ高分子物質（タンパク質・多糖類・核酸）などを低分子物質（アミノ酸・単糖類・ヌクレオチド）に分解する．また，細胞内の不要な物質や侵入した細菌・異物などを分解，処理する．

❸ 細胞膜

細胞膜は厚さ4〜10 nm（ナノメートル：10^{-9} m）で，リン脂質などの脂肪層と，脂肪の間にところどころに埋め込まれたタンパク質からなり，細胞内部の小器官を外界から保護する．細胞膜は半透性の膜であるが，特定の分子やイオンだけを透過させる選択的透過性をもっている．選択透過性には受動輸送（濃度差により濃度が濃い方から薄い方へ移動する）と能動輸送（エネルギーを使って濃度に逆らって特定の物質だけを透過させる）がある．また，外部からの刺激や情報の受容・伝達，細胞認識などとさまざまな働きをしている．

❹ 細胞分裂

細胞は分裂により増殖している．分裂には体細胞分裂と減数分裂がある（**図2-2**）．

a. 細胞周期

細胞分裂を繰り返す細胞は，細胞分裂の時期（M期）と休止期（間期）を繰り返す．この期間を細胞周期という．間期は，G1期（Gap1：DNA合成準備期），S期（Synthesis：DNA合成期，DNA量が倍加する），G2期（Gap2：細胞分裂準備期），M期（Mitosis：分裂期，核分裂と細胞質分裂）の4段階を経て，次の分裂に備える．

b. 体細胞分裂

生殖細胞以外の体細胞が行う分裂で，1個の母細胞から2個の娘細胞がつくられるが，染色体数（n＝46）は変わらない．体細胞分裂の過程は，核分裂と細胞質分裂からなり，核分裂は前期・中期・後期・終期の4つの時期に分けられる．核分裂後，細胞質分裂が行われ，2個の娘細胞を生じる．

> 1個母細胞（n＝46）→核分裂→細胞質分裂
> →2個娘細胞（n＝46）

（　）内は染色体数．

c. 減数分裂

生殖細胞（配偶子：卵子・精子）が行う連続した2回の分裂で，1個の母細胞から4個の娘細胞がつくられるが，染色体数（n＝46）は半減（n＝23）する．

> 1個母細胞（n＝46）→第一次核分裂→第一次細胞質分裂→2個娘細胞（n＝46）→第二次核分裂→第二次細胞質分裂→4個娘細胞（n＝23）

ただし，卵細胞は第1次・第2次分裂の途中で娘細胞が3個退化・消失するので，最終的に1個の母細胞から減数分裂により1個の娘細胞しかできない．

（　）内は染色体数．

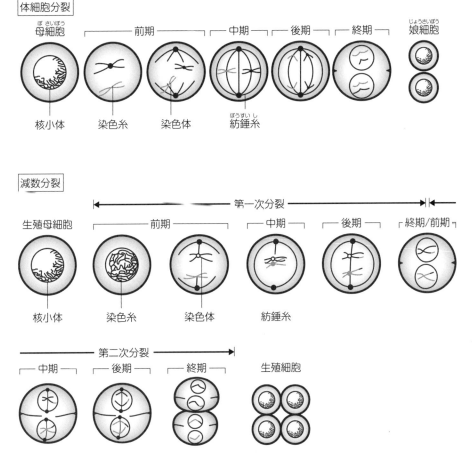

図 2-2　体細胞分裂と減数分裂

❺ 半透膜と浸透圧

a. 半透膜

　一般に細胞膜は水（溶媒）を透すが，分子量の大きなタンパク質（溶質）などは通さない．このような性質を半透性といい，半透性をもつ膜を半透膜という．また，細胞膜は水以外の物質の透過性を選び分けて透過させる性質がある．この性質を選択的透過性という．選択透過性には次の 2 つがある．

　受動輸送：物質が濃度の高い方から低い方へ細胞膜を通して拡散する輸送をいう．

　能動輸送：特定の物質が細胞外液との濃度差に逆らって，濃度の低い方から高い方へ細胞膜を通して輸送する．この場合，ATP のエネルギーが必要である．

b. 浸透圧

　濃度の低い溶液から，水などは濃度の高い方へ濃度差がなくなるまで移動していく．このように半透膜を通して水が移動することを浸透といい，この浸透を起こす力をその溶液の浸透圧という．浸透圧は，濃度差が大きいほど，また溶液の濃度が高いほど大きい（図 2-3）．

c. 赤血球の場合

　赤血球細胞膜は半透膜である．溶液（浸透圧）の異なる容器（低張液・高張液）に赤血球細胞を入れると，赤血球細胞に変化が生じる．しか

し，0.9% NaCl の生理食塩液（等張液）に入れ
ても赤血球細胞に変化はみられない（図2-4）．

❻ DNA の構造

遺伝子の本体である DNA は染色体の中にあ
り，その構造は二重らせんをなしている．DNA
の分子構造は「糖質＋塩基＋リン酸」からなるヌ
クレオチド（核酸）である．糖質はデオキシリ
ボース，塩基はアデニン（A）・グアニン（G）・
チミン（T）・シトシン（C）の4種がある．二重
らせん構造は化学構造からくる制約により，一方
の A（アデニン）は常に他方の T（チミン）と対
をなし，G（グアニン）は常に C（シトシン）と
対をなす法則性がある．これは A と T の量が等
しく，G と C の量が等しいためである．また，
A と T，および G と C が向かい合って，水素結
合により二重らせん構造が安定している．遺伝情
報は塩基配列順序で決まり，その塩基配列順序が
何らかの原因により異なってくると，誤った塩基
配列が新たな遺伝子配列（遺伝子異常）として受
け継がれていくことになる．DNA 分子を構成す
る2本鎖のうち，一方の鎖（コード鎖）の塩基配
列が遺伝子の情報として機能する．もう一方の鎖
（鋳型鎖）は，二重らせん構造の安定と細胞分裂
の前に DNA が複製されるときに，塩基配列を正
確に複製する上で重要な働きをもっている（図
2-5）．

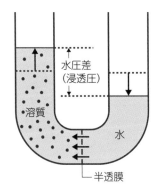

図2-3　溶媒の移動のしくみ

半透膜は水を透過させるが，溶質を透過させない．そのた
め水は半透膜を横切って溶質へ移動し溶質側の水位が上が
り，水側の水位は下がる．あるところまで水が溶質側へ
移ったところで，水位の差による水圧と水が溶質側へ移ろ
うとする力（浸透圧）がつり合って水の移動は止まる．

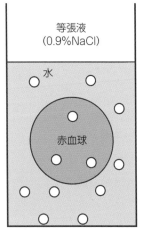

赤血球細胞は変化しない．

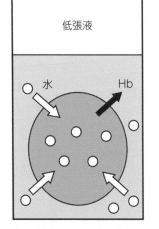

赤血球細胞に水（○）が入り，
細胞は膨張し破裂する．その
結果ヘモグロビン（Hb）が
赤血球細胞から出る（溶血）．

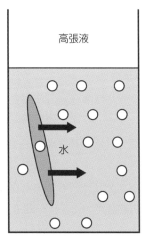

赤血球細胞から水（○）が出
て，細胞は萎縮する．

図2-4　赤血球細胞の変化

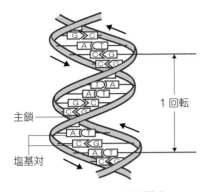

図 2-5　DNA の分子構造

A-T，G-C がそれぞれ DNA の二重らせん構造内で対をなしている.

主鎖

塩基対

1回転

DNA	A	T	G	C
	↓	↓	↓	↓
mRNA	U	A	C	G

mRNA は核膜孔を通り細胞質のリボソームに移動する．mRNA の情報をもとに tRNA（運搬RNA）が翻訳しアミノ酸を運ぶ．アミノ酸はリボソーム上でタンパク質を合成する（図 2-6）.

a.　染色体

ヒトの染色体数は男女とも 46 本で，そのうち 44 本は男女共通の常染色体，残りの 2 本は男女異なる性染色体である．常染色体は長さと形が同じもの（相同染色体という）が 2 本ずつ存在し，長いものから 1～22 まで番号がつけられている．23 番目の性染色体は XY（男性）と XX（女性）である．相同染色体の 1 本は父親から，1 本は母親から受け継いだもので，性染色体は母親の X と父親の X または Y の 1 つを受け継いだものである（図 2-7）.

b.　遺伝と病気

子は両親の遺伝子を受け継ぐ．すなわち，2 つの遺伝子（対立遺伝子）をもつ．どちらか一方の性質が現れやすいものを優性遺伝子，現れにくいものを劣性遺伝子と呼ぶが，優れた性質，劣った性質を指すものではない．親からの遺伝情報に異常があると，異常を受け継いだ子は病気になる．これを遺伝病といい，染色体異常などはこの 1 つである．たとえば，常染色体異常にダウン症候群（21 番目の染色体が 1 本多い 45 本），性染色体異常にクラインフェルター症候群（性染色体が 1 本多い 3 本 XXY）などがある.

c.　ゲノム

生物がもつ遺伝情報（DNA の塩基配列）の一組を総称してゲノムという.

ヒトの場合，父親由来の染色体 23 本と母親由来の染色体 23 本を合わせて 46 本の染色体があ

❼ 遺伝情報とタンパク質

タンパク質は身体を構成する細胞の構成成分の中心となるもので，その役割には構造的役割，機能的役割がある．構造的役割には構造タンパク質としてコラーゲンやエラスチンがあり，生体の構造や機能を形成する．機能的役割として酵素（生体内化学反応に必須），ホルモン（成長ホルモンやインスリンなど），物質運搬タンパク質（ヘモグロビンによる酸素運搬やトランスフェリンによる鉄の運搬など），生体防御（免疫グロブリンなど）のさまざまな役割がある．タンパク質は複数のアミノ酸が合成されてできている．どのようなタンパク質をつくるかは，DNA の塩基配列により決まり，これが遺伝情報となる.

❽ 遺伝情報の転写と翻訳

DNA がもっている遺伝情報をもとにタンパク質を合成するには，RNA の働きが必要である．RNA は A（アデニン）・G（グアニン）・C（シトシン）・U（ウラシル）という 4 つの塩基をもっている．DNA がもつ塩基配列（遺伝情報）を核内で mRNA に写し取ることを転写という．DNA の塩基と mRNA の塩基は A・U，T・A と，G・C，C・G とが対応する.

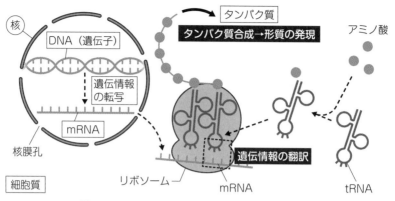

図2-6 DNA と RNA によるタンパク質の合成

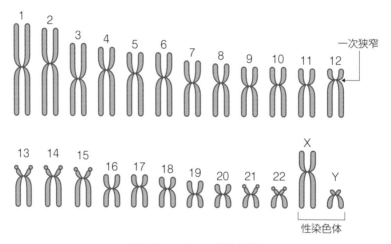

図2-7 ヒトの正常染色体

る．この23本の染色体のDNAに含まれるすべての遺伝情報をゲノムという．すなわち，ヒトは父親由来のゲノムと母親由来のゲノムの2組をもつことになる．また，ゲノムに含まれる塩基対の数はゲノムサイズと呼ばれ，ヒトのゲノムサイズは約23億塩基対のDNAがある．ヒトゲノムはほぼ解読され，このことにより病気の原因や治療・予防などに役立つことが期待されている．

B 組織の種類

組織は細胞の集合体で，ヒトでは上皮組織，結合組織，筋組織，神経組織の4つに大別される．

❶ 上皮組織

身体の表面や消化管・血管・気管などの内表面を覆う組織．

a. 機能上の分類（図2-8）

保護上皮：皮膚の表皮などにみられ，体内を保護する．

吸収上皮：消化管の内表面や腎臓の尿細管にみられ，水分や栄養分などを吸収する．

腺上皮：外分泌腺（汗腺・消化腺），内分泌腺（下垂体など）にみられ，腺細胞が集まってできている．

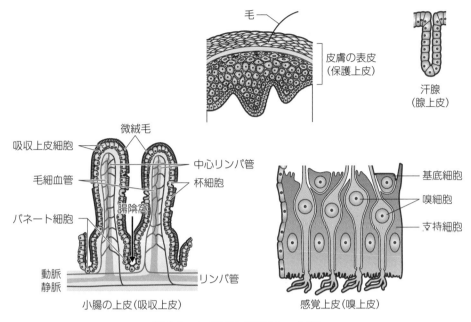

図 2-8　上皮組織（機能上の分類）

感覚上皮：網膜や嗅覚などの感覚器にみられ，感覚細胞からできている．

生殖上皮：精巣や卵巣にみられる．

b．構造上の分類

　上皮細胞の形から扁平上皮・立方上皮・円柱上皮など，細胞の並び方から単層上皮・重層上皮・多列上皮などに分類される．

単層扁平上皮：肺胞・腹膜・血管などにみられる．

重層扁平上皮：皮膚，口腔や食道などの消化管の粘膜，腟の粘膜にみられる．

単層立方上皮：尿細管や甲状腺の濾胞上皮（腺上皮），細気管支の粘膜などにみられる．

単層円柱上皮：胃，小腸，大腸などの消化管の粘膜にみられる．

移行上皮：膀胱，尿管，腎盂，腎杯などの泌尿器にみられる．

多列線毛上皮：気管，鼻腔，卵管などにみられる．

❷ 支持組織

　組織や器官のすき間を埋める細胞の集まりで，組織の結合や支柱に働く（**図 2-9**）．

a．結合組織

線維性結合組織：基質（細胞間にある物質）の主体は膠原線維である．基質中に膠原線維や弾

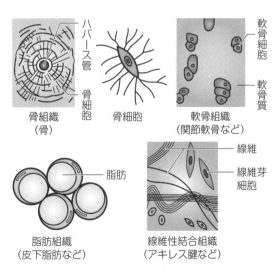

図 2-9　支持組織

13

性線維を多く含む組織で，皮膚の真皮，腱・靱帯などにみられる．

疎性結合組織：基質中に膠原線維や弾性線維が少ない組織で，皮下組織，骨髄，消化管の粘膜などにみられる．

脂肪組織：疎性結合組織の特殊な形の1つで，細胞内に脂肪を蓄積する脂肪細胞が集まった組織である．皮下脂肪や筋肉内脂肪などにみられる．

血液とリンパ：血液は基質が液体で，その中に細胞（赤血球・白血球・血小板）が浮かんでいる流動性の結合組織の一種とみなされる．リンパ液も基質が液体で，リンパ球があるため結合組織の一種とみなされる．

b．軟骨組織

軟骨細胞からなり，肋軟骨・関節軟骨・気管軟骨などにみられる．

c．骨組織

骨細胞が集まったもので，全身の骨をつくる．

❸ 筋組織

筋組織は横紋（横しま）がみられる横紋筋[1]と横紋がみられない平滑筋に大別される．横紋筋はさらに随意筋[2]である骨格筋と不随意筋[2]である心筋がある．骨格筋は骨に付着する多核の筋組織で体重の約40％を占め，平滑筋は単核の組織で内臓や血管をつくる不随意筋である．心筋は単核の組織で心臓をつくる（**表2-1，図2-10**）．

---

[1] 横紋は筋原線維の明帯と暗帯の部分が横しまに見える．
[2] 随意筋は意思に従う筋，不随意筋は意思に従わない筋をいう．

❹ 神経組織

神経組織は神経細胞と神経膠細胞（グリア細胞）からなる．

a．神経細胞

刺激の受容と興奮の伝達を行う細胞である．1つの細胞体と2つの突起（短い突起の樹状突起と長い突起の軸索）からなり，ニューロンまたは神経単位ともいう．

表2-1　3筋の特徴

種　類		形	横　紋	核	持久力	筋　力	運　動	支配神経	器　官
横紋筋	骨格筋	線維状	あり	多核	低い	大きい	随意性	運動神経	骨格筋
	心　筋	網目状	あり	単核	高い	大きい	不随意性	自律神経	心臓
平滑筋	内臓筋	紡錘状	なし	単核	高い	小さい	不随意性	自律神経	内臓・血管壁

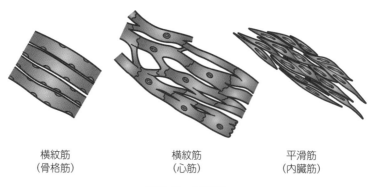

| 横紋筋 | 横紋筋 | 平滑筋 |
| （骨格筋） | （心筋） | （内臓筋） |

図2-10　筋組織

軸索に髄鞘（ミエリン鞘）をもつ神経を有髄神経といい，髄鞘をもたない神経を無髄神経という．髄鞘は軸索を保護・絶縁し，伝導の速度を速める役割をもっている．人体では交感神経の一部を除いて，ほとんどが有髄神経である．髄鞘はシュワン細胞からなり，髄鞘と髄鞘との間にあるくびれた部分をランビエ絞輪と呼ぶ（**図2-11**）．

樹状突起は，ほかの神経細胞からの興奮を受け，別の神経細胞とシナプスをつくる．

b. 神経膠細胞

グリア細胞ともいい，神経細胞のように興奮はしないが中枢神経系（脳・脊髄）の支持・栄養・代謝などの役割を果たす細胞である（**図2-12**）．その種類は主に4つある．

星状膠細胞：脳の血管や軟膜の表面を覆い，神経細胞を周囲の組織と隔離し，脳実質と血管を連絡（血液脳関門という）する細胞である．血液脳関門は，血液中の有害物質が脳内に入り

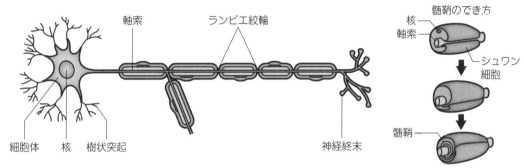

図2-11 有髄神経の構造

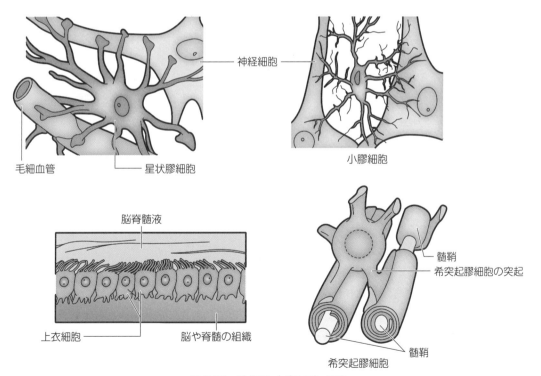

図2-12 神経膠（グリア）細胞

込むのを防いでいる．

希突起膠細胞：中枢神経系内の神経細胞において，軸索を包む髄鞘をつくっている細胞で中枢神経の伝達を円滑に行う役割がある．

小膠細胞：中枢神経系内の食作用として働く細胞である．

上衣細胞：中枢神経系にある脳室系[*1]や脊髄中心管の壁を構成する細胞である．線毛をもち，脳室内での脳脊髄液の循環，脳室から脳実質への物質輸送などに働いている．

[*1] 脳内の空洞を脳室系といい，この部位で脳脊髄液が産生される．

C 人体の器官系

　器官は組織の集合体である．いくつかの器官をまとめたものを器官系といい，それぞれ独立した働きをもつが，互いに密接な協働作業により生命活動を営んでいる．器官系にはそれぞれ次のようなものがある．

a. 皮膚系

　身体の外皮・皮膚のことである．身体内部を外界刺激（病原体や異物など）から保護し，感覚（痛覚・温度覚・触覚・圧覚）を受け取る役割をする．

b. 骨格系

　骨格系は骨・軟骨・関節からなり，身体の支持，臓器の保護，血球の生成，カルシウム（Ca）など無機塩類の貯蔵に働く．

c. 筋肉系

　筋肉系は平滑筋・横紋筋からなり，横紋筋には心筋と骨格筋がある．平滑筋は内臓や血管壁を構成し，心筋は心臓をつくっている．これらの筋は不随意筋とも呼ばれ，自律神経系に支配されている．骨格筋は骨に付着する筋で，随意筋とも呼ばれ，体性神経系により動かされている．

d. 神経系

　中枢神経系（脳・脊髄）と末梢神経系（体性神経系・自律神経系・脳脊髄神経系）に大別できる．言語・記憶・精神作用や感覚・運動，反射など全身の器官を調節する．

e. 内分泌系

　身体の生命活動を調節し，恒常性を保つ．内分泌腺から化学物質であるホルモンが分泌され，標的器官まで届くように血液に放出される．ホルモンにより標的器官の働きが調節されている．内分泌腺は間脳の視床下部・下垂体・甲状腺・副甲状腺（上皮小体）・膵臓のランゲルハンス島・副腎・生殖器などがある．

f. 心臓血管系

　心臓を中心に，ここに出入りする大血管（大動脈・大静脈）がある．心臓の働きにより血液中に含まれている身体に必要な酸素や栄養素などを全身の組織細胞に，不必要な二酸化炭素や老廃物などを肺や腎臓に運ぶ働きがある．また，細菌やウイルスなどの外敵から守る抗体などを全身に送り出している．

g. リンパ系

　リンパ系はリンパ管・リンパ節・扁桃・脾臓などのリンパ性器官からなる．細胞で代謝により生じた過剰な水分や老廃物などの一部をリンパ管が運び，細菌などの病原体をリンパ節，扁桃，脾臓などで防御する役割と，小腸で吸収した脂肪などの栄養素を運ぶ働きがある．リンパ管は血管と合流しリンパ管内を流れるリンパ液は血液とともに全身を循環する．

h. 呼吸器系

　呼吸器系は，鼻・喉頭・気管・気管支・肺から構成されている．身体に必要な酸素を取り入れ，不要な二酸化炭素を体外に排出する．

i. 消化器系

　消化器系は口腔（口）・食道・胃・小腸・大腸までの消化管と肝臓・膵臓が加わる．食物を消化

酵素により消化（分解）し，栄養素として吸収する．消化・吸収できないものは肛門から糞便として排出される．

j. 泌尿器系

泌尿器系は腎臓・尿管・膀胱・尿道から構成されている．身体に不要な水分や老廃物を尿として排出したり，血圧を調整したりする器官である．

k. 生殖器系

男性生殖器系は精巣・精管・精嚢・射精管・前立腺・陰茎・陰嚢，女性生殖器系は卵巣・卵管・子宮・腟からそれぞれ構成されている．精子や卵子をつくり，生殖を行うための器官である．

l. 感覚器系

感覚器系には体性感覚（痛覚・触覚・圧覚・温度覚）と特殊感覚（視覚・嗅覚・味覚・聴覚，平衡覚）がある．痛みや温度感覚，物の形や色を認識，においや味を感じ取る，音を聴く，平衡感覚を保つ働きをする．

問題 正しいものに○，誤っているものに×をつけてみよう！

① 細胞は細胞核，細胞質，細胞膜からなる　　　　　　　　　　　（　　　）

② 遺伝子の本体は DNA である　　　　　　　　　　　　　　　　（　　　）

③ 細胞膜はタンパク質と糖質からつくられている　　　　　　　　（　　　）

④ リソソームは RNA とともにタンパク質合成を行う場所である　（　　　）

⑤ ミトコンドリアは呼吸に関する酵素を多く含む小器官である　　（　　　）

⑥ ゴルジ装置は細胞分裂の際に紡錘糸の起点となる　　　　　　　（　　　）

⑦ 体細胞分裂では 1 個の母細胞から 4 個の娘細胞ができる　　　（　　　）

⑧ 減数分裂は染色体の数が半減する　　　　　　　　　　　　　　（　　　）

⑨ 赤血球細胞を高張液に入れると膨張する　　　　　　　　　　　（　　　）

⑩ 遺伝情報は DNA の塩基配列にある　　　　　　　　　　　　　（　　　）

⑪ mRNA は DNA の遺伝情報を翻訳する　　　　　　　　　　　（　　　）

⑫ ゲノムとは DNA に含まれるすべての遺伝情報をいう　　　　　（　　　）

⑬ 内分泌腺は上皮組織である　　　　　　　　　　　　　　　　　（　　　）

⑭ 腱や靱帯は結合組織に属する　　　　　　　　　　　　　　　　（　　　）

⑮ 心筋は横紋筋である　　　　　　　　　　　　　　　　　　　　（　　　）

⑯ 血管は平滑筋でつくられている　　　　　　　　　　　　　　　（　　　）

⑰ 神経細胞は 1 つの細胞体と 1 つの突起からなる　　　　　　　（　　　）

⑱ グリア細胞は興奮・伝達を行う　　　　　　　　　　　　　　　（　　　）

⑲ 肝臓は内分泌系に属する　　　　　　　　　　　　　　　　　　（　　　）

⑳ 前立腺は女性の生殖器に属する　　　　　　　　　　　　　　　（　　　）

【答】　①（○）核は核膜・染色体・核小体からなる．　②（○）DNA は染色体に含まれている．　③（×）タンパク質とリン脂質からなる．　④（×）リボソームのことである．　⑤（○）酸素の貯蔵庫でもあり ATP を産生する．　⑥（×）中心体のことである．ゴルジ装置はタンパク質に糖を加えたり，分泌物の生成に働く．　⑦（×）2 個の娘細胞ができる．　⑧（○）染色体数が 46 本から 23 本に半減する．　⑨（×）萎縮する．　⑩（○）遺伝情報は DNA の塩基配列順序により決まっている．　⑪（×）DNA の遺伝情報は mRNA に転写し，tRNA が翻訳する．　⑫（○）ヒトのゲノムサイズは約 23 億塩基対の DNA がある．　⑬（○）内分泌腺や外分泌腺などは上皮組織（腺上皮）である．　⑭（○）線維性結合組織である．　⑮（○）心筋は心臓を構成する組織で横紋筋，不随意筋である．　⑯（○）平滑筋は内臓や血管を構成している．　⑰（×）2 つの突起（樹状突起と軸索）がある．　⑱（×）グリア細胞は中枢神経系の支持・栄養・代謝などの役割を果たす．　⑲（×）消化器系に属する．　⑳（×）男性特有の生殖器に属する．

第 **3** 章 骨格系

A 骨　格

　成人では全身に約 200 個の骨がある．骨格は身体を支え，脳や内臓などの内部器官の保護，血球の産生，無機塩類の貯蔵などの役割がある．また，筋肉（骨格筋）が付着する部位でもある．骨格の構造は，部分的に頭蓋骨 23 個，脊柱 26 個，肋骨と胸骨 25 個，肩・腕・手 64 個，骨盤・脚・足 62 個から構成されている．全身の骨の中で最も太くて長いのは両足の大腿骨で，骨格の全重量の約 4 分の 1 を占めている（図 3-1）．

❶ 骨の形状

　骨は形から主に 4 つに分類できる．

長骨：腕，脚などの長い骨で，腕の上腕骨・橈骨・尺骨や脚の大腿骨・脛骨・腓骨などにみられる．手足の指の骨（指骨）も小さな長骨に含まれる．

短骨：手根骨（手首にある小さな骨）や足根骨（足首にある小さな骨）などにみられるサイコロ状の骨である．

扁平骨：薄い板状の骨で頭蓋骨（頭頂骨，側頭骨）や肩甲骨などにみられる．

含気骨：空洞をもつ骨で前頭骨，上顎骨，蝶形骨，篩骨などにみられる．

❷ 骨の構造

　長骨の両端は骨端，中央部は骨幹と呼んでいる．骨端は周辺部が薄い緻密質からなり，内部はほとんど海綿質からなっている（図 3-2）．

　骨は，骨膜・骨質・骨髄から構成されている．

a. 骨　膜

　骨の表面を覆う膜で，シャーピー線維で骨表面に付着している．血管や神経に富み，骨の成長と再生，感覚に関与している．

b. 骨　質（図 3-3）

　骨組織，緻密質，海綿質からなる．

　骨組織：骨組織は細胞（骨細胞）と細胞間質（骨基質）からなり，骨基質はコラーゲン線維と多量のリン酸カルシウムにより構成され，特にカルシウム（Ca）の貯蔵部位としての役割をもっている．この骨基質を生成するのが骨細胞で基質中に埋まっている．

　緻密質と海綿質：緻密質は骨の表層にあり，硬い骨組織がすき間なく埋めつくし，層板をつくっている．緻密質は同心円状のハバース層板（骨単位）と内外の基礎層板，そして介在層板からなる．海綿質は骨の深層や骨端にあり，骨組織がスポンジ状にようにすき間だけからなっている部分をいう．そのすき間には骨髄が入り込んでいる．

c. 骨の血管と神経（図 3-4）

　骨に栄養を送る血管にはハバース管（ハバース層板の中を縦に走る血管）とフォルクマン管（骨

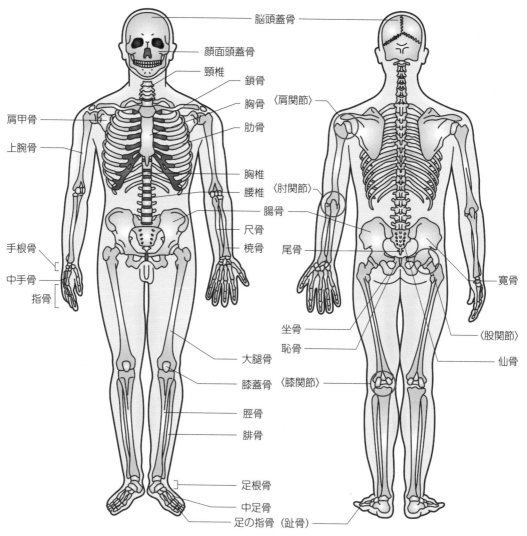

図 3-1　全身骨格の前面（左）・後面（右）と関節（○）

の外部から骨内に侵入し，ハバース管と合流する横に走る血管）がある．これらの血管は骨に栄養を供給する栄養血管動脈である．静脈血管はこれらの血管とほぼ同じ経路をとる．

骨膜に分布する神経は知覚神経で，痛覚と圧覚を伝える．そのため，骨に強い外力が加わったり骨折したりすると激痛が起きる．

d. 骨　髄

海綿質や骨髄腔のすき間を満たしている．骨髄には赤色骨髄と黄色骨髄がある．赤色骨髄は赤血

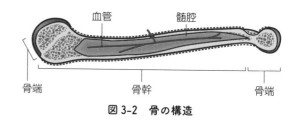

図 3-2　骨の構造

球・白血球・血小板・リンパ球などの血球をつくるので，赤く見える．一方，黄色骨髄は加齢とともに血球をつくることができなくなり，脂肪が主

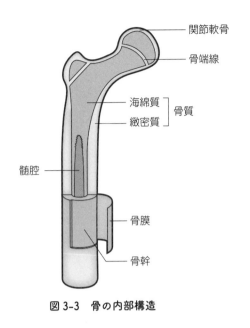

図 3-3　骨の内部構造

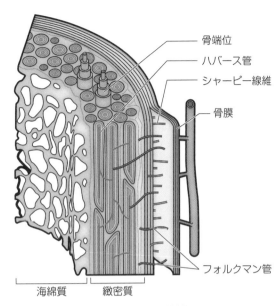

図 3-4　骨の組織構造

な成分となるので黄色く見える．子供の頃は，ほとんどの骨の骨髄が血液をつくるが，大人になると血液をつくる骨は胸骨，肋骨，骨盤，脊柱などに限られてくる．

❸ 骨の成長と成分

　骨は常に成長するが，長さは骨端部にある骨端軟骨，太さは骨膜で行われる．骨の成長は約 20歳で完成する．骨の成分は大部分がリン酸カルシウムや炭酸カルシウムなどの無機塩類からなり，一部タンパク質などの有機物がある．骨は骨質にある骨をつくる細胞（骨芽細胞）と壊す細胞（破骨細胞）の働きにより骨量が一定に保たれている．しかし，年齢とともに破骨細胞の働きが盛んになり，骨量（特に海綿質）が減少し，骨がすかすかになってしまう．この状態を「骨粗鬆症」という．

❹ 骨の機能

　骨には主に次のような働きがある．
　支持作用：身体全体の構造を保つ支柱として役割を担っている．
　保護作用：脳・脊髄・肺・心臓など重要な臓器を保護している．
　運動作用：筋肉（骨格筋）の付着する部位として関節運動を営んでいる．
　造血作用：骨髄により血球（赤血球・白血球・血小板・リンパ球）をつくる．
　無機塩類（電解質）の貯蔵：カルシウムやリン酸などを貯蔵し，身体の恒常性を維持する役割を担っている．

❺ 骨格の分類

　人体の骨格は頭蓋骨，脊柱，胸郭，上肢骨，下肢骨に大別される．

a. 頭蓋骨

　頭蓋骨は大脳など脳を入れる脳頭蓋骨と顔面をつくる顔面頭蓋骨からなる．脳頭蓋骨は前頭骨，側頭骨，頭頂骨，後頭骨，蝶形骨，篩骨がある．これらの骨は，複雑に蛇行する境界線をなして咬み合い，向かい合う骨は軟骨で結合されている．このような骨の連結を縫合という．それには

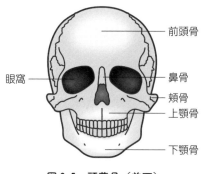

図 3-5　頭蓋骨（前面）

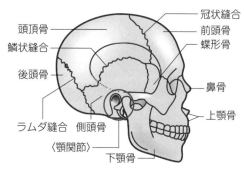

図 3-6　頭蓋骨（外側面）

鱗状縫合（側頭骨と頭頂骨間の縫合），ラムダ縫合（左右頭頂骨と後頭骨間の縫合），冠状縫合（前頭骨と左右頭頂骨間の縫合），矢状縫合（左右の頭頂骨間の縫合）などがある．顔面頭蓋骨は単に顔面骨とも呼ばれ，主な骨に眼窩（眼球を入れる），鼻骨，上顎骨，下顎骨，頬骨などがある（図 3-5, 6）．また，含気骨である前頭骨，上顎骨，蝶形骨，篩骨などの空洞は鼻腔と連絡しているので副鼻腔といい，それぞれ前頭洞，上顎洞，蝶形骨洞，篩骨洞と呼ばれ，特に上顎洞は，膿がたまりやすい（蓄膿症）構造になっている．

b. 脊柱

脊柱（背骨）は椎骨が 1 つ 1 つ重なり構成され，上方は頭蓋骨をのせ，下方は骨盤の構成に関与している．脊柱は側方から見ると S 状に弯曲し，前後から見るとほとんど直線的である．脊柱は，上から頸椎（7 個）・胸椎（12 個）・腰椎（5 個）・仙椎（5 個）・尾椎（3〜5 個）と呼ばれている．なお，仙椎や尾椎は成人になると，1 個の仙骨，尾骨となる．椎骨と椎骨の間には椎間円板という軟骨があり，クッションの役割をなしている．また，椎骨間のすき間（椎間孔）から脊髄神経が出入りしている（図 3-7）．

c. 胸郭

胸郭は心臓や肺を入れるかご状の骨格で，肋骨（12 対＝24 個）・胸椎（12 個）・胸骨（1 個）からなっている．肋骨は，呼吸運動によって，肺が膨らんだり，縮んだりできるように，肋軟骨と肋硬骨から構成されている．また，第 1〜第 10 肋骨は肋軟骨を介して胸骨（胸骨柄と胸骨体）についているが，第 11 と第 12 肋骨の 2 対は，先端が遊離しているので浮遊助と呼んでいる．また，第 7〜第 10 肋軟骨の前部は連結されて弓状をなしている（肋骨弓）．胸骨は，胸骨柄・胸骨体・剣状突起からなっている（図 3-8）．

d. 上肢骨

上肢の骨は鎖骨・肩甲骨・上腕骨・前腕骨（橈骨・尺骨）・手の骨（手根骨〔8 個〕・中手骨〔5 個〕・指骨〔14 個〕）からなる．橈骨は親指側，尺骨は小指側に位置する（図 3-1）．手根骨は手首にある 8 個の短骨で，4 個ずつ 2 列に並んでいる．近位列には舟状骨・月状骨・三角骨・豆状骨，遠位列には大菱形骨・小菱形骨・有鈎骨・有頭骨がある．中手骨は手のひら（手掌）と手の甲（手背）の基本をつくる小さな長骨で，それぞれ底，体，頭の 3 部からなり，底で手根骨と，頭で指の基節骨と関節をつくる．中手骨は 5 個あり，親指側から第 1, 2, 3, 4, 5 中手骨という．第 1 中手骨が最も短く，第 2 中手骨が最も長い．指骨は 14 個あり，親指は基節骨と末節骨の 2 個から，それ以外の指骨は，基節骨・中節骨・末節骨の 3 個からなっている（図 3-9）．

e. 下肢骨

下肢の骨は寛骨・大腿骨・膝蓋骨・下腿骨（脛

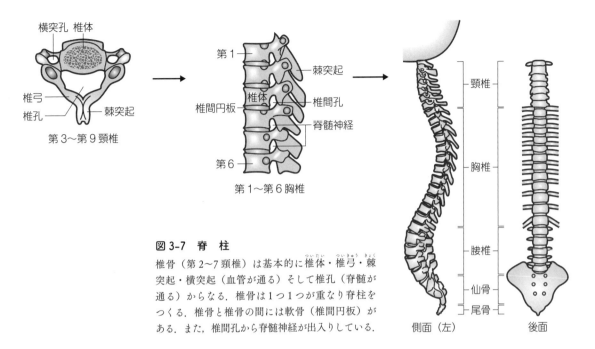

図 3-7　脊　柱

椎骨（第 2～7 頸椎）は基本的に椎体・椎弓・棘突起・横突起（血管が通る）そして椎孔（脊髄が通る）からなる．椎骨は 1 つ 1 つが重なり脊柱をつくる．椎骨と椎骨の間には軟骨（椎間円板）がある．また，椎間孔から脊髄神経が出入りしている．

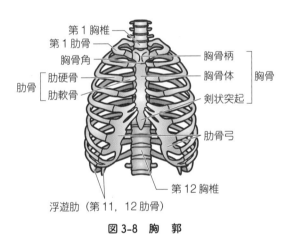

図 3-8　胸　郭

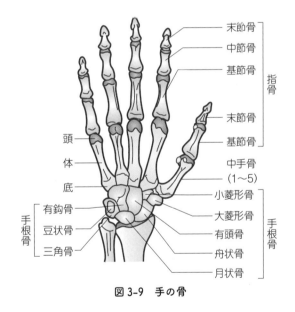

図 3-9　手の骨

骨・腓骨）・足の骨（足根骨・中足骨・指骨）からなる．脛骨は親指側で，下端は内果（内くるぶし）をつくり，腓骨は小指側で，下端は外果（外くるぶし）をつくる．

　足根骨は足首にある 7 個の短骨である．近位列に踵骨・距骨，遠位列に舟状骨・立方骨・内側楔状骨・中間楔状骨・外側楔状骨がある．

　中足骨は足の裏（足底）と足の甲（足背）の基本をつくる小さな長骨で，それぞれ底，体，頭の

3 部からなり，底で足根骨（3 個の楔状骨と立方骨）と，頭で指の基節骨と関節をつくる．中足骨は 5 個あり，親指側から第 1，2，3，4，5 中足骨という．足根骨とともに土踏まずを形成する．

　指骨は 14 個あり，親指は基節骨・末節骨の 2 個からなり，それ以外の指骨は基節骨・中節骨・

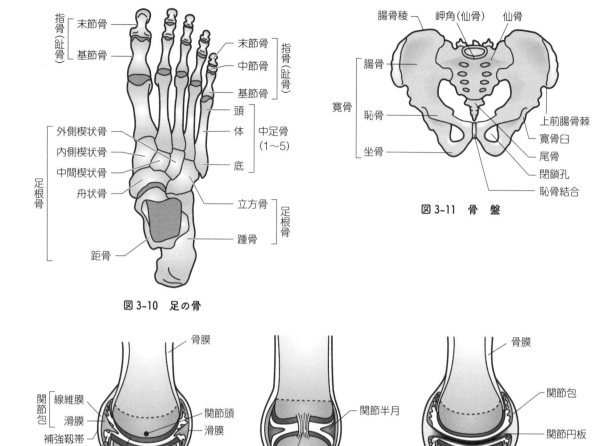

図 3-10　足の骨

図 3-11　骨　盤

図 3-12　関節の内部構造

末節骨の 3 個からなっている（**図 3-10**）.

f. 骨　盤

　骨盤は左右の寛骨・仙骨・尾骨から構成されている. また, 寛骨は腸骨・恥骨・坐骨からなっている. 骨盤は唯一男女差が認められ, 骨盤の大きさは女性の方が男性より大きい. また, 骨盤内には膀胱, 子宮, 前立腺, 卵巣, 直腸などの内臓が入っている（**図 3-11**）.

B　関　節

　関節は 2 個以上の骨と骨が連結している部分をいい, 骨に付着している骨格筋と神経（脳神経や脊髄神経）の働きにより動かされている. 関節をつくる骨は, 通常, 一方が凸型で, 他方が凹型になっている. 凸型の方を関節頭, 凹型の方を関節窩といい, それが組み合い, その内面は軟骨（関節軟骨）で覆われている.

a. 関節の構成と主な関節

　関節は関節包に包まれ，保護されている．関節包は内層の滑膜と外層の線維膜からなり，関節内部を関節腔という．関節腔は関節内にある滑膜から分泌される滑液により満たされ，関節運動を滑らかにするとともに，関節軟骨に栄養を与えている．また，関節腔には関節の動きをさらに滑らかにする関節半月，関節内靱帯，関節円板などがある．（図 3-12）．

　主な関節に顎関節（側頭骨と下顎骨の間），肩関節（肩甲骨と上腕骨の間），肘関節（上腕骨と橈骨・尺骨の間），股関節（寛骨と大腿骨の間），膝関節（大腿骨と脛骨と膝蓋骨の間）などがある（図 3-1, 6）．これらの関節で最も可動性が高いのは肩関節と股関節で，前後左右と回転なとあらゆる方向の運動が行われる．この関節は球関節で関節頭が球状になっている（図 3-12）．

問題 正しいものに○，誤っているものに×をつけてみよう！

① 成人で骨の数は約300個ある （　　）

② 指の骨は長骨である （　　）

③ 頭頂骨は空洞をもつ含気骨である （　　）

④ 骨基質にはコラーゲン線維が含まれる （　　）

⑤ 骨質で硬くすき間がない部分を海綿質という （　　）

⑥ 骨量は骨芽細胞の働きにより一定に保たれている （　　）

⑦ 骨の長さの成長は骨膜で行われている （　　）

⑧ 血球は骨髄でつくられている （　　）

⑨ 骨内を縦に走行する血管はフォルクマン管である （　　）

⑩ 前頭骨は脳頭蓋骨に属する （　　）

⑪ 下顎骨は顔面頭蓋骨に属する （　　）

⑫ 脊柱は側方から見るとS状に弯曲している （　　）

⑬ 脊柱は椎骨が重なってできている （　　）

⑭ 肋骨は12本ある （　　）

⑮ 前腕骨に橈骨と尺骨がある （　　）

⑯ 手根骨は7個ある （　　）

⑰ 親指の骨は2個からなる （　　）

⑱ 骨盤は腸骨と坐骨からなる （　　）

⑲ 関節腔内は液体で満たされている （　　）

⑳ 肩関節は肩甲骨と鎖骨の間の関節である （　　）

【答】 ①（×）約200個である． ②（○）代表的な長骨は上腕骨（腕）や大腿骨（足）にみられる． ③（×）頭頂骨は扁平骨である．含気骨は前頭骨や上顎骨などにみられる． ④（○）リン酸カルシウムも含まれる． ⑤（×）緻密質である． ⑥（×）骨芽細胞と破骨細胞の働きのバランスにより保たれている． ⑦（×）骨端軟骨で行われている． ⑧（○）赤色骨髄でつくられる． ⑨（×）ハバース管である． ⑩（○）脳頭蓋骨に前頭骨，頭頂骨，側頭骨，後頭骨がある． ⑪（○）そのほかに鼻骨や上顎骨がある． ⑫（○）前後から見ると直線的である． ⑬（○）頸椎7個・胸椎12個・腰椎5個・仙椎*5個・尾椎*3〜5個ある（*成人になるとそれぞれ1個の仙骨，尾骨となる）． ⑭（×）肋骨は24本（12対）ある． ⑮（○）橈骨は親指側，尺骨は小指側に位置する． ⑯（×）8個ある． ⑰（○）親指以外は基節骨・中節骨・末節骨の3個からなる． ⑱（×）寛骨（腸骨，坐骨，恥骨），仙骨，尾骨からなる． ⑲（○）滑膜から分泌される滑液で満たされている． ⑳（×）肩甲骨と上腕骨との間の関節である．

第4章 骨格筋系

A 骨格筋

　骨格筋は文字通り骨についている筋肉で，基本的には骨から始まり（起始部）関節を挟んで他の骨につながっている（停止部）．この筋の収縮・弛緩により関節が動き，身体の運動が行われる．骨格筋にはさまざまな形や大きさが400種類以上もあり，成人では，体重の約40％を占めている．これらの筋は運動神経により動かされている唯一の随意筋である．全身の表層の骨格筋を図4-1に示す．

❶ 各部の主な骨格筋

　全身の骨格筋は，頭頸部，体幹の筋，上肢および下肢の筋に区分される．

a. 頭頸部（図4-2）

　頭部の筋：顔面の表情をつくる表情筋，食物を噛む咀嚼筋に大別される．表情筋は顔面筋とも呼ばれ，顔の表情をつくる筋肉である．それには前頭筋（額にしわを寄せたり眉毛を上げたりする），眼輪筋（目を閉じる），口輪筋（口を閉じたり尖らせたりする），頬骨筋（口角を上げて笑顔をつくる），頬筋（頬をすぼめる），笑筋（口角を外側に引いて笑ったような顔をする）などがある．咀嚼筋は側頭筋，咬筋，内側・外側翼突筋がある．

　頸部の筋：広頸筋（首の皮膚をもち上げる），

胸鎖乳突筋（頭を突き出したり横に回したりする運動を行う）などがある．

b. 体幹の筋（図4-1, 3, 4）

　胸部の筋：ものを抱え込むときや肩の運動に使

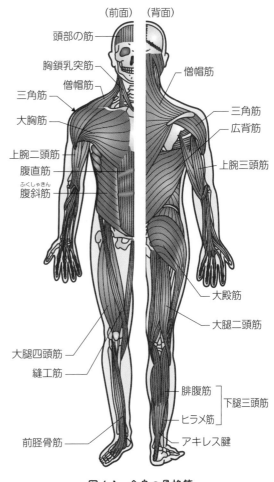

図4-1　全身の骨格筋

（前面）（背面）

頭部の筋
胸鎖乳突筋
僧帽筋
三角筋
大胸筋
上腕二頭筋
腹直筋
腹斜筋
大腿四頭筋
縫工筋
前脛骨筋

僧帽筋
三角筋
広背筋
上腕三頭筋
大殿筋
大腿二頭筋
腓腹筋
ヒラメ筋　下腿三頭筋
アキレス腱

27

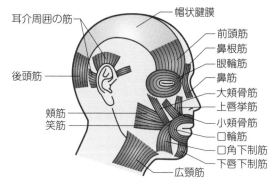

図 4-2　顔および頸部の筋

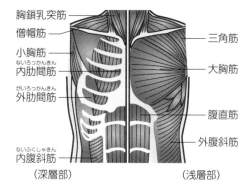

（深層部）　　　　　（浅層部）

図 4-3　体幹の筋

う大胸筋や小胸筋，呼吸時に働く肋間筋（肋骨の間にある）や横隔膜などがある．また，肋間筋は深層にある筋で，内肋間筋と外肋間筋がある（図 4-3，4）.

腹部の筋：腹直筋（おじぎをしたり，腹筋を鍛えたりする），腹斜筋（腰をねじる），前鋸筋（肩の運動に関与する）などがある．

背部の筋：僧帽筋（背中の中で最も大きく，肩の上下運動や回転運動などを行う），広背筋（上腕を身体に近づけたり，上腕を背中へ回す運動を行ったりする）などがある．

c. 上肢・下肢の筋（図 4-1）

上肢の筋：三角筋（肩関節を取り囲み，肩の丸みをつくり，腕を前方や後方に動かしたり，腕を持ち上げたりする），上腕二頭筋（肘を曲げて「力こぶ」をつくる），上腕三頭筋（肘を伸ばす）がある．

下肢の筋：縫工筋（「あぐらをかく」ときに使う），大殿筋（いすから立つときに使う），大腿二頭筋（膝を曲げる）や大腿四頭筋（膝を伸ばす）などがある．また，前脛骨筋（つま先をあげるときに使う），下腿三頭筋（腓腹筋とヒラメ筋：つま先で立つときやふくらはぎをつくる）などがある．下腿三頭筋の筋尾はアキレス腱として踵の骨につく．

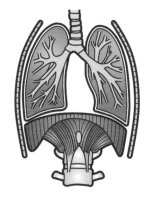

図 4-4　横隔膜

横隔膜は深層の筋で胸部と腹部に分け，肋間筋とともに呼吸に関与している．

❷ 骨格筋の働き

骨格筋の主な役割は下記の通りである．

運動作用：骨格筋は収縮と弛緩を行うことにより関節が動き，歩く・走るなど身体の運動が生み出される．

姿勢保持：立位や座位など不動の状態でも骨格筋は常に緊張状態（収縮）にあり，一定の姿勢を維持している．

熱の産生：運動時や発熱時など，骨格筋は熱を産生する．体温調節に関与している．

臓器の保護：外部からの刺激を吸収し，内臓や血管などに直接影響しないよう保護している．

❸ 骨格筋の形状

a. 起始と停止

筋の両端のうち，身体の中心に近い方（動きの

小さい方）を起始，遠い方（動きが大きい方）を停止という．通常，筋の収縮は，停止部から起始部に向かって動く．また，筋の起始部を筋頭，停止部を筋尾，中間部を筋腹という．筋の両端はそのまま骨につくことがあるが，たいていは腱（コラーゲンを主成分とする膠原線維の束）となり骨につく（**図 4-5**）．

身体で最も太い腱は，足首の後にあるアキレス腱（下腿三頭筋の停止腱）で，踵の骨に付着する．この腱を傷めると歩行が難しくなる．また，手足の指に付着している細い腱は，腱鞘という長い鞘で包まれ保護されている．

b. 筋の名称

骨格筋には，さまざまな形がある．上肢・下肢にある筋は紡錘状をしている紡錘状筋が多い．その中で，筋頭を 2 つもつ二頭筋（上腕二頭筋など），3 つもつ三頭筋（上腕三頭筋や下腿三頭筋など），2 つの筋腹をもつ二腹筋（顎二腹筋など），多数もつ多腹筋（腹直筋など）などある．しかし，これらの筋の筋尾はいずれも 1 つである（**図 4-6**）．

❹ 骨格筋の種類

骨格筋の筋線維（筋細胞）には，収縮速度の遅い遅筋と収縮速度の速い速筋の 2 種類が混ざり合って存在する．遅筋はミトコンドリアと酸素を運ぶミオグロビン（色素タンパク質）が豊富にあり赤く見えるので「赤筋」とも呼ばれている．速筋はミトコンドリアやミオグロビンが少ないため白く見えるので「白筋」とも呼ばれている．これらの特徴を**表 4-1** に示す．

❺ 骨格筋の構造

骨格筋は筋線維（筋細胞）が束になったもので，その中には数百本以上の筋原線維が多数平行に走っている．筋原線維はさらに筋節（サルコメア：Z 膜と Z 膜間の部分）と呼ばれる単位の繰り

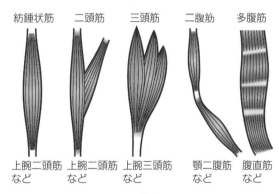

図 4-6　骨格筋の形状

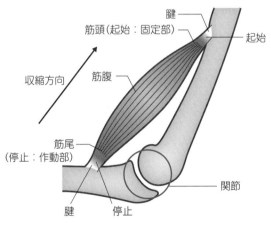

図 4-5　筋の起始と停止

筋頭，筋腹，筋尾を示す．筋頭・筋尾はともに関節を越えて腱として骨に付着している．筋頭の付着する端を起始，筋尾に付着する端を停止という．収縮は筋尾から筋頭に向かって行われる．

表 4-1　遅筋と速筋の特徴

	遅 筋	速 筋
筋線維	細い	太い
収縮速度	遅い	速い
酸化能力	高い	低い
解糖能力	低い	高い
瞬発力	ない	ある
持続力	ある	ない
疲労度	遅い	速い
適する運動	長距離運動	短距離運動

返しからできており，明るく見える明帯（I 帯）と暗く見える暗帯（A 帯）がある．この部分には太いフィラメント（ミオシン）と細いフィラメント（アクチン）とがある．これら明帯と暗帯が筋全体としてみるとしま模様に見えるので横紋として観察される（図 4-7）．

細いフィラメント（アクチン）とカルシウムイオン（Ca^+）そしてエネルギーが必要である．運動神経の終末からアセチルコリンが放出されると筋小胞体から Ca^+ が放出され，ミオシンの頭部につくと ATP（アデノシン三リン酸）加水分解酵素により ATP が ADP に分解されてエネルギーが生じる．このエネルギーによりアクチンはミオシンの間に滑り込み（滑走説），筋節が短縮し収縮が行われる．収縮が終わると Ca^+ はミオシンから離れ，筋小胞体に回収され，フィラメントはもとに戻り，筋節が拡張し弛緩する（図 4-8）．

B 筋収縮

❶ 筋収縮の機構

筋の収縮には太いフィラメント（ミオシン）と

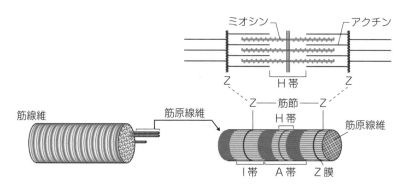

図 4-7 骨格筋の構造

顕微鏡下で見える I 帯はアクチンの部分で明るく見える．A 帯はアクチン＋ミオシンの部分で暗く見える．H 帯は A 帯の一部でミオシンの部分だけを見ている．Z 膜から次の Z 膜までを筋節といい，太いフィラメント（ミオシン）と細いフィラメント（アクチン）が交互に重なり合っている．

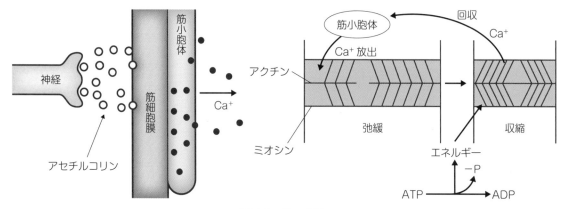

図 4-8 筋の収縮

❷ 筋収縮の種類

　神経とともに取り出した筋に閾値*以上の電気刺激を1回与えると，筋は速やかに収縮し最高に達した後，速やかに弛緩してもとに戻る．1回の刺激による収縮・弛緩を単収縮（またはれん縮）という．刺激の頻度（回数）を増すと，不完全な収縮（不完全強縮）がみられ，さらに刺激頻度を増すと持続的な収縮が起きる．これを強縮という．刺激を中止すると，筋は速やかに弛緩してもとに戻る（図4-9）．

a. 等尺性収縮と等張性収縮

　筋の両端を固定して刺激すると，長さを変える代わりに張力だけが増し，同時に熱が発生する．これを等尺性収縮といい，刺激によって発生するエネルギーはすべて熱となる．これに対して，筋の端を固定し，他の一端に一定の重荷をかけておき，刺激すると，その重りを引き上げて長さが短くなる．これを等張性収縮といい，刺激によって発生するエネルギーの約25％は短縮する機械的な仕事に使われ，残りが熱となる（図4-10）．

　たとえば，重りを持ち上げるときは，等張性収縮が行われ，ものを持ち上げられないが，落ちないように維持するときは，等尺性収縮が行われている．

---

*閾値とは収縮を引き起こす最小限の刺激の強さをいう．

❸ 筋収縮のエネルギー供給系

　筋が収縮するためには，Ca^+のみならずエネルギーが必要で，そのエネルギーはATPをADPに分解するときに得られる．

　ATPはクレアチンリン酸，解糖，酸化（クエン酸回路・電子伝達系）の3つから生成される．クレアチンリン酸は細胞内に保存されているが，その量はわずかであるので，主にブドウ糖からATPを生成する解糖（無酸素）や酸化（有酸素）が重要となる．運動開始時はクレアチンリン酸から，その後は解糖，酸化からATPが供給される（図4-11）．解糖は細胞質内で，無酸素下で1分子のブドウ糖から2分子のATPを産生し，最終的に乳酸となる．酸化はミトコンドリア内で，有酸素下，1分子のブドウ糖から36〜38分子のATPを産生し，最終的に水や二酸化炭素となる．

❹ 筋の疲労と回復

　激しい運動により筋肉を繰り返し収縮させると，やがて収縮できなくなる．これが筋の疲労で，その原因はファティーグ・ファクター（fatigue factor：FF）で，疲労因子である．以前は乳酸が原因とされていた．

　長時間運動すると体内の大量の酸素を消費し，同時に大量の活性酸素が発生する．この活性酸素が細胞を傷害するときにFFが発生し，FFが脳に疲労を感じさせる．すなわち，疲労の原因は活

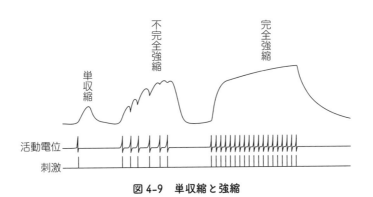

図 4-9　単収縮と強縮

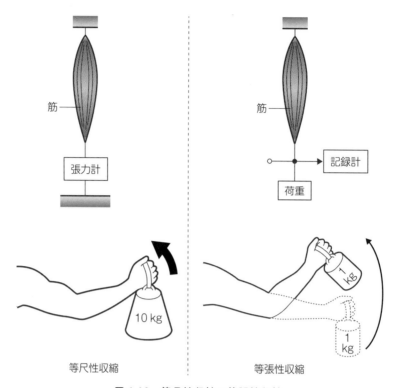

図 4-10　等尺性収縮と等張性収縮

等尺性収縮は筋の両端を固定する．等張性収縮は筋の端を固定し，他の一端に一定の重荷を置く．

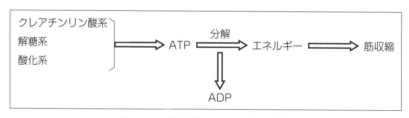

図 4-11　筋収縮のエネルギー供給

性酸素である．一方，筋回復はファティーグ・リカバー・ファクター（fatigue recover factor：FR）の作用によるとされている．FF が発生すると FR がつくられ，FF によって傷ついた細胞を修復し，身体が疲労から回復するといわれている．

❺ 筋の肥大と萎縮

骨格筋はよく使うと肥大して太くなり，使わないと萎縮して細くなる．肥大は筋原線維の量の増大，萎縮は量か数の一方の減少または両方の減少をいう．筋力トレーニングを行うと，筋原線維の量が増えて筋線維が太くなり，筋肉も太くなる．

一方，筋運動を長時間行わないときは，筋原線維の量もしくは数が減って筋線維が細くなり，筋肉も細くなる．

| 問題 | 正しいものに〇，誤っているものに×をつけてみよう！ |

① 骨格筋は体重の約 50% を占める （　　　）

② 表情筋に側頭筋がある （　　　）

③ 僧帽筋は頸部の筋である （　　　）

④ 腰をねじる筋は腹斜筋である （　　　）

⑤ 横隔膜は呼吸運動時に働く （　　　）

⑥ 肘を伸ばすときは上腕三頭筋が使われる （　　　）

⑦ 「ふくらはぎ」をつくるのは大腿二頭筋である （　　　）

⑧ 膝を伸ばすときは大腿四頭筋が使われる （　　　）

⑨ 遅筋には瞬発力はないが，持続力がある （　　　）

⑩ 骨格筋の中央部を筋腹という （　　　）

⑪ Z 膜と Z 膜の間をサルコメアという （　　　）

⑫ 筋の収縮にはナトリウムイオン（Na^+）が重要である （　　　）

⑬ 筋原線維で明るく見える部分を明帯または A 帯という （　　　）

⑭ 太いフィラメントをアクチンフィラメントという （　　　）

⑮ 収縮はミオシンフィラメントがアクチンフィラメントに滑り込んで
行われる （　　　）

⑯ 連続して筋を刺激すると強縮が起きる （　　　）

⑰ 運動開始時，最初に使われるエネルギーは酸化系による （　　　）

⑱ 筋肉の疲労物質は乳酸である （　　　）

⑲ ATP の産生量は解糖より酸化による方が多い （　　　）

⑳ 筋の肥大は筋原線維の数が増す （　　　）

【答】　①（×）約 40% を占める．　②（×）側頭筋は咀嚼筋である．　③（×）背部の筋である．　④（〇）同様の腹部の筋に，腹筋を鍛える腹直筋がある．　⑤（〇）呼吸運動は横隔膜と肋間筋により行われる．　⑥（〇）肘を曲げるときは上腕二頭筋が使われる．　⑦（×）下腿三頭筋である．　⑧（〇）膝を曲げるときは大腿二頭筋が使われる．　⑨（〇）速筋には瞬発力はあるが，持続力がない．　⑩（〇）起始に近い部分を筋頭，遠い部分を筋尾という．　⑪（〇）サルコメアは筋節と呼ばれる．　⑫（×）筋の収縮には Ca^+ が重要である．　⑬（×）I 帯という．　⑭（×）ミオシンフィラメントである．　⑮（×）アクチンフィラメントがミオシンフィラメントに滑り込み収縮する．　⑯（〇）強縮は単収縮の連続的な収縮である．　⑰（×）クレアチンリン酸である．　⑱（×）活性酸素が疲労物質である．　⑲（〇）酸化はブドウ糖を最終的に水や二酸化炭素にする．　⑳（×）筋原線維の量が増すと，筋線維が太くなる．

第 5 章　循環器系

循環器系は体内のすみずみまで酸素や栄養素を送り，組織で生じた二酸化炭素や老廃物を運ぶ運搬システムであり，血管系・リンパ系からなる．血管系は心臓と血管からなり，血管はさらに動脈血管・静脈血管・毛細血管からなる．リンパ系は毛細リンパ管・リンパ管・リンパ管本管からなる．血液は，血管系の中心である心臓のポンプ作用により循環され，リンパ循環は独立した系をもち，独自に循環している（図5-1）．

A　全身の血液循環

全身の血液循環は心臓を中心に行われ，体循環と肺循環に分かれる（図5-2）．

体循環（大循環）とは心臓の左心室から始ま

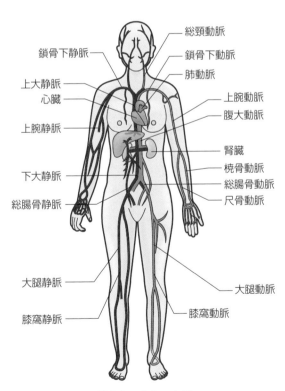

図 5-1　全身の血管

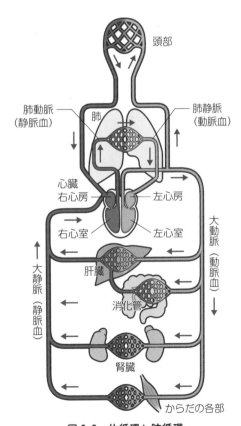

図 5-2　体循環と肺循環
矢印（→）は血液の流れを示す．

り，全身を循環し，右心房に還る循環経路をい
う．左心室から出る血液は，栄養素や酸素を多く
含む動脈血として，大動脈から脳や全身の臓器の
細胞に送り出される．一方，細胞で生じた二酸化
炭素や老廃物を受け取った血液は，静脈血として
大静脈を通って右心房に戻る．

　肺循環（小循環）は心臓の右心室から始まり，
肺を循環し，左心房に還る循環経路をいう．脳や
全身から心臓の右心房に戻った静脈血は，右心室
に入り肺動脈を通って肺の毛細血管に送られる．
ここでガス交換が行われ，呼吸により二酸化炭素
を排出し，酸素を受け取り酸素の多い動脈血とし
て肺静脈を通って左心房に送られる（図 5-2）．

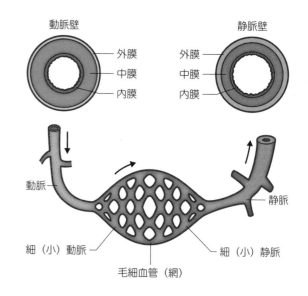

B　血　管

　血管には動脈血管，静脈血管，毛細血管がある
（図 5-3）．

　動脈血管：動脈血管の壁は内膜・中膜・外膜の
3 層からなる．内膜は薄い内皮細胞と少量の結
合組織からなる．中膜は厚く，平滑筋と豊富な
弾性線維からなり，動脈血管の特徴を示してい
る．外膜は動脈壁を取り巻く結合組織からな
る．中膜の弾性線維が豊富なので収縮力に富ん
でいる．

　静脈血管：静脈血管の壁は動脈血管壁と同様に
内膜・中膜・外膜の 3 層からなる．内膜・中膜
は薄く，特に中膜の弾性線維は動脈に比べ乏し
くまばらである．外膜は結合組織からなり動脈
に比べると厚い．ところどころに中膜の弁膜が
あり，血液の逆流を防いでいる．これは静脈血
管の特徴である．弾性線維が少ないので収縮力
は弱い．

　毛細血管：毛細血管は細動脈血管と細静脈血管
の間をつなぐ血管である．毛細血管の壁は単層
の内皮細胞とその基底膜からなり，平滑筋も弾

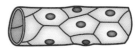

図 5-3　血管の構造（断面図）
矢印（→）は血液の流れを示す．動脈血管と静脈血管の壁
は 3 層からなっている．動脈血管は静脈血管に比べ中膜が
厚いが，静脈は外膜が厚い．毛細血管は単層の内皮細胞か
らなり，網目のように分岐している．

性線維も欠如しているが，物質交換に適してい
る．このように弾性線維がないので収縮力はない．

C　心　臓

❶ 心臓の位置

　心臓は胸腔内（胸郭の内側）にあり，左右の肺
に挟まれている．その位置は，正中線（身体を左
右対称に分ける線）よりやや左，高さは第 2 肋
間～第 5 肋間にあり横隔膜に接している．形は円
錐形，大きさは握りこぶし大，重さは 200～300 g
である．大血管が出入りする部分を心底（または
心基），心臓下方の先端部分は心尖と呼ぶ．

❷ 心臓内の構造と血流

　心臓は心筋細胞から構成され，心臓壁は心内膜・心筋層・心外膜の3層からなっている．内部は右心房，左心房，右心室，左心室の4つの部屋に分かれる（図5-4）．また，心筋層は左心室の方が右心室より約3倍厚い．それは，左心室が全身の血液を送り出すためである．

　心臓内には4つの弁膜があり，血液の逆流を防いでいる．弁膜には右心房と右心室間の三尖弁（右房室弁），左心房と左心室間の僧帽弁（左房室弁），右心室と肺動脈間の肺動脈弁（右半月弁），左心室と大動脈間の大動脈弁（左半月弁）がある．心臓内の血液は，右心房→右心室→肺動脈，左心房→左心室→大動脈の順に流れる．また，両心房が収縮するときは両心室の弁は閉じていて，両心室が収縮するときは両心房の弁は閉じている（図5-5）．

❸ 心臓に分布する血管

　心臓自身に酸素や栄養を供給する栄養血管を冠状動脈といい，大動脈の基部（大動脈弁の真上）から左右1本ずつ出ている．左冠状動脈は左心室の心筋に，右冠状動脈は右心室の心筋にそれぞれ血液を供給する．一方，心臓自身から出る二酸化炭素や老廃物は冠状静脈により右心房に運ばれる（図5-6）．

❹ 心臓を支配する神経

　心臓には自律神経系の交感神経と迷走神経（副交感神経）の枝が分布している．これらの神経は互いに反作用する．交感神経が刺激されると，心拍数や心収縮力などの心機能が促進され，迷走神経刺激はこれらの作用を抑制する．

❺ 心臓の興奮─刺激伝導系

　心臓は神経刺激がなくても，みずから規則正しく興奮を繰り返す性質（心臓の自動性）がある．この興奮の源は右心房内の洞房結節（ペースメーカー細胞）にある．洞房結節からの興奮は電気信号を生み出し，左右の心房を興奮させ房室結節

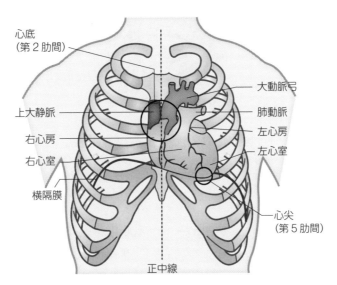

心底
（第2肋間）

上大静脈

右心房

右心室

横隔膜

大動脈弓

肺動脈

左心房

左心室

心尖
（第5肋間）

正中線

図5-4　心臓の位置

正中線とは身体を左右対称に分ける線である．肋骨と心臓の位置を示すため，肋骨から心臓を外に出して見せているが，実際は肋骨の中にある．

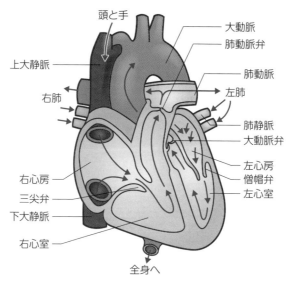

図5-5　心臓内の血流

図中の矢印は血液の流れを示している.

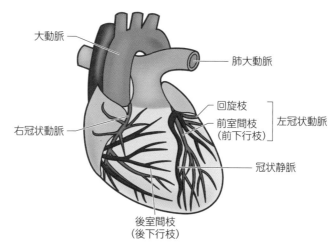

図5-6　冠状動脈血管と冠状静脈血管

冠状動脈は大動脈から出て多数分岐し，心房や心室に血液を供給している.冠状静脈血管は右心房に入る.

（田原結節）に伝えられる.さらに，その興奮はヒス束（房室束）を介し左右の脚に伝えられ，プルキンエ線維，そして固有心室筋に達する.洞房結節からプルキンエ線維までを刺激伝導系といい，これは特殊心筋細胞から構成されている（**図5-7**）.

❻ 洞房結節の活動電位

興奮の源である洞房結節細胞の活動電位（膜電位）は他の心筋細胞とは異なり，特徴のある電位を表す.興奮はカルシウムイオン（Ca^+）が細胞内に流入することにより始まり（脱分極），少し遅れてカリウムイオン（K^+）が細胞内から細胞

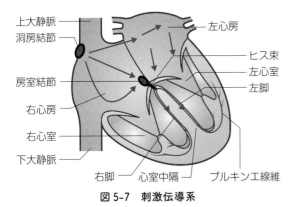

図 5-7　刺激伝導系

心臓の興奮は洞房結節→左右の心房→房室結節→ヒス束→
左右の脚→プルキンエ線維→固有心室筋の順に行われる.

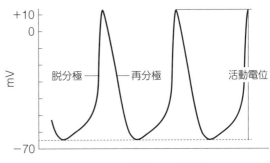

図 5-8　洞房結節の活動電位

外に流出し（再分極），活動電位を発生させる.
洞房結節細胞の活動電位は心房筋や心室筋などと
異なり，静止電位に止まることなく活動電位を発
生させる（生理的自動能）（図 5-8）.

❼ 心筋細胞の静止電位と活動電位

洞房結節を除く心筋細胞には未興奮（静止状
態）と興奮（活動状態）時期がみられる. これら
の時期は主にナトリウムイオン（Na^+），K^+，Ca^+
と Na-K ポンプ（Na^+ を細胞外に，K^+ を細胞内
に移動させるポンプ）が関与している. たとえ
ば，心室筋細胞の電位変化と興奮の関係は次のよ
うになる.

a. 静止電位

心室筋細胞が刺激を受けていない静止状態のと
きは，Na-K ポンプが働いているので細胞内は K^+
が多く，細胞外は Na^+ が多い. そのため，細胞内
は負（−），細胞外は正（＋）に帯電している. こ
の細胞内外の電位差を静止電位といい，$-90\,mV$
になっている.

b. 活動電位

心室筋細胞が刺激を受けると，Na-K ポンプが
止まり Na^+ の透過性が高まる. このとき，瞬時に
Na^+ が細胞内に入り，細胞内外の電位差は逆転
し，細胞内は正（＋），細胞外側が負（−）とな

る. この変化を脱分極という. その後，Ca^+ が細
胞内に入ると細胞内外の電位差がなくなるプラ
トーを形成し，K^+ が細胞外に出ると，電位はもと
の静止電位にもどる. この下降全体を再分極とい
う. これら一連の膜の電位変化を活動電位とい
い，その電位の大きさは $120\,mV$（$90＋30\,mV$）
である（図 5-9）. 活動電位が終わると Na-K ポン
プが再び働き，細胞内に K^+，細胞外に Na^+ や
Ca^+ が多くなり，静止電位となって次の刺激の受
け入れ準備をする.

❽ 心電図

心電図は刺激伝導系の電気的興奮（活動電位）
を体表面から記録した波形を示し，5 つの波（P
波，Q 波，R 波，S 波，T 波）から構成されてい
る. また，Q 波，R 波，S 波はまとめて QRS 群
と表記する. P 波は心房の興奮（脱分極），QRS
群は心室の興奮（脱分極），T 波は心室興奮の終
了（再分極）をそれぞれ表している（図 5-10）.
心電図から心臓の異常（不整脈や心筋梗塞）など
がわかる.

❾ 心拍数と脈拍数

心臓は絶えず規則正しく収縮と拡張を繰り返し
ている. この繰り返しの運動を心臓拍動（心拍）
といい，1 分間の拍動回数を測定したものが心拍
数である. 成人では平均約 70 回/分である.

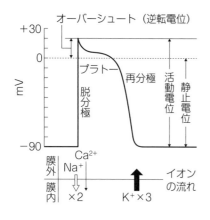

図 5-9　静止電位と活動電位

切り出した心筋片を微小電極で記録した細胞膜電位（図上）とイオンの流れ（図下）を示す．静止状態の電位（静止電位）は－90 mV を示す．刺激を受けると，細胞内に Na^+ が2分子入り（脱分極），少し遅れて Ca^+ が細胞内に入り，K^+ が3分子細胞外に出る（再分極）．この一連の電位変化を活動電位という．

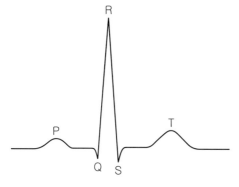

図 5-10　心電図波形

心臓の心房と心室の活動電位を体表面から得たのが心電図である．心電図から心臓の異常（不整脈や心筋梗塞）などが分かる．

一方，心臓の拍動ごとに血管の拍動が起こる．これを脈拍といい，1分間の血管の拍動数を測定したものが脈拍数である．一般的に脈拍の測定は手首の動脈（橈骨動脈）や首の動脈（総頸動脈）などで行われる（**図 5-11**）．健康なヒトの場合，脈拍数はほぼ心拍数と同じ数を示す．心拍数や脈拍数は性別，年齢，自律神経，ホルモン，環境などにより変動する．なお，脈拍数の測定は体表の近くを走っている動脈のみであって，静脈では測定できない．

❿ 血 圧

血圧とは，心臓の左心室から出た血液が，血管壁を押す力のことをいう．血圧は一般的に動脈血圧を示し，その単位は mmHg（水銀柱）で表し，最大血圧と最小血圧を数値で評価している．左心室が収縮し，大動脈の血液量が最大になった時点を最大血圧（または収縮期血圧）といい，平均 120 mmHg である．左心室から血液を出し切った後，大動脈の血液量が最小になった時点を最小血圧（または拡張期血圧）といい，平均 80 mmHg である．この時期は左心房から左心室に血液が流入する心室拡張期にあたる（**図 5-12**）．

a. 血圧を左右する因子

血圧は「血圧＝心拍出量×末梢血管抵抗」により決まる．心拍出量は心臓（左心室）から1分間に出る血液の量，末梢血管抵抗は血管の状態をそれぞれ示す．交感神経刺激時（運動や精神的興奮）は心拍数の増大や末梢血管の収縮による血管の抵抗性が増すので血圧は上昇し，副交感神経刺激時（睡眠時や安静時）は心拍数の減少や末梢血管の拡張による血管の抵抗性が減るので血圧は低下する．加齢とともに血管壁の伸展性が低下するので血圧は上昇し，成人男性は女性より高い傾向にある．そのほかに，血液の粘稠性（粘度）が増したとき，入浴時，食事時，精神興奮時，発熱時，外気温の低下時など種々の原因により血圧は

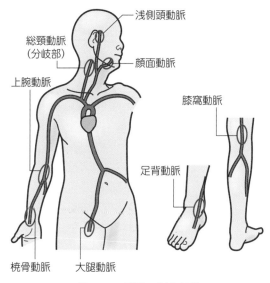

図 5-11　脈拍の測定部位

測定部位は，橈骨動脈や総頸動脈以外にこめかみの部分（浅側頭動脈_{せんそくとうどうみゃく}），顎の部分（顔面動脈_{がんめんどうみゃく}），肘の部分（上腕動脈_{じょうわんどうみゃく}），脚の付け根（大腿動脈_{だいたいどうみゃく}），足の甲（足背動脈_{そくはいどうみゃく}），膝の後ろ（膝窩動脈_{しっか}）などがある．

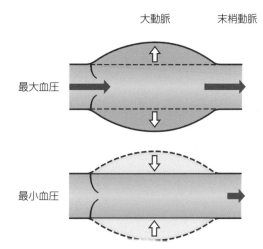

図 5-12　最大血圧と最小血圧の血管の状態

矢印の長さは血液量を示す．最大血圧は動脈血管壁が血液量により膨らみ，最小血圧は血管壁がもとに戻り，血液を末梢に押し出す．

増す．血圧の調整は，内分泌腺（下垂体・副腎），腎臓，自律神経系により行われている．

b. 血圧の異常

　安静時の成人の最大血圧と最小血圧の正常値は，それぞれ 140 mmHg 未満，90 mmHg 未満である．血圧の異常に，高血圧と低血圧がある．

　高血圧：最大血圧 / 最小血圧のどちらか一方，あるいは両方が 140 mmHg/90 mmHg 以上をいい，その種類には本態性高血圧と症候性高血圧がある．本態性高血圧は高血圧の約 90％ を占め，その原因は不明であるが，家族性（遺伝性），生活習慣（肥満，喫煙，塩分過剰摂取，運動不足など）などが考えられる．症候性高血圧は高血圧の約 10％ を占め，その原因には腎臓病，内分泌疾患，脳障害，心臓病，動脈硬化症などがある．

　低血圧：最大血圧 100 mmHg 以下をいい，その種類には本態性低血圧と症候性低血圧がある．本態性低血圧の原因は不明であるが，家族性（遺伝性），食習慣，精神的なものが考えられる．症候性低血圧の原因は，大出血や心臓病，高度の栄養障害，内分泌障害などがある．

D　リンパ循環

　リンパ管の構造は太いものは静脈に，ごく細いものは毛細血管に似ている．リンパ管の特徴は多数の弁が存在することで，リンパ液の逆流を防いでいる．また，リンパ管は途中にリンパ球が集まったリンパ節がある．

　リンパ循環は細胞・組織の毛細リンパ管から始まる．血液の血漿成分が毛細血管から組織に濾過され，間質液（または組織液）となり，その一部が毛細リンパ管に入りリンパ液となる．毛細リンパ管が集まってリンパ管となる．右上半身のリンパ管は右リンパ本幹（右胸管）となり右鎖骨下静脈に合流する．また左上半身と下半身のすべての

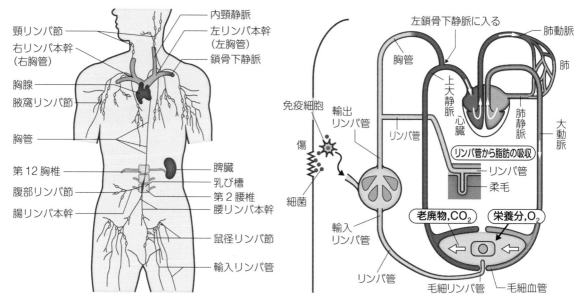

図5-13 全身のリンパ管・リンパ節（左）とリンパ系の働き（右）

毛細リンパ管が集まりリンパ管となり，さらに太い本幹（胸管と右リンパ本幹）となって鎖骨下静脈に合流する．リンパ系の働きは老廃物や脂肪などの運搬，免疫作用などを行う．

リンパ管は胸管となり左鎖骨下静脈に合流する（図5-13）．

　リンパ管は，細胞で不要になった老廃物や消化管で吸収された脂肪を運搬する役割がある．リンパ節はリンパ球を増殖したり，病原菌などの異物を取り除いたりする免疫作用に関与している．主

なリンパ節は頸リンパ節（首の付け根の部分），腋窩リンパ節（わきの下の部分）そして鼠径リンパ節（足の付け根の部分）など特に多くみられる．

　すべての細胞・組織で生じた二酸化炭素や老廃物の一部が毛細リンパ管に入り，リンパ液となる（図5-13）．

問題　**正しいものに○，誤っているものに×をつけてみよう！**

① 体循環の始まりは左心房である　　　　　　　　　（　　　）

② 肺から心臓に入る肺静脈は静脈血である　　　　　（　　　）

③ 動脈血管と静脈血管の構造は基本的に同じである　（　　　）

④ 毛細血管は内膜と外膜の 2 層からなる　　　　　　（　　　）

⑤ 心臓は正中線よりやや左側にある　　　　　　　　（　　　）

⑥ 心臓壁の心筋層は左心室より右心室の方が厚い　　（　　　）

⑦ 僧帽弁は左心房と左心室の間にある　　　　　　　（　　　）

⑧ 心臓の栄養血管は大動脈である　　　　　　　　　（　　　）

⑨ 心臓を支配している神経は脳神経である　　　　　（　　　）

⑩ 心臓の興奮は洞房結節から始まる　　　　　　　　（　　　）

⑪ K^+ が細胞内に入ると，心室筋細胞は興奮する　（　　　）

⑫ 心電図波形の P 波は心房の興奮を示す　　　　　 （　　　）

⑬ 心拍数と脈拍数はほぼ同じである　　　　　　　　（　　　）

⑭ 脈拍の測定は橈骨動脈で行う　　　　　　　　　　（　　　）

⑮ 左心室が収縮したとき，血圧は最大となる　　　　（　　　）

⑯ 最小血圧 120 mmHg は正常である　　　　　　　 （　　　）

⑰ リンパ循環は右心室から始まる　　　　　　　　　（　　　）

⑱ リンパ管には弁膜がない　　　　　　　　　　　　（　　　）

⑲ リンパ管は静脈と合流する　　　　　　　　　　　（　　　）

⑳ リンパ節は免疫作用を行う　　　　　　　　　　　（　　　）

【答】　① （×）体循環の始まりは左心室である．　② （×）酸素を多く含む動脈血である．　③ （○）内膜・中膜・外膜の 3 層からなる．　④ （×）1 層の内膜（内皮細胞）からなる．　⑤ （○）心臓は胸腔内にある．　⑥ （×）心筋層は左心室の方が約 3 倍厚い．　⑦ （○）三尖弁は右心房と右心室の間にある．　⑧ （×）心臓の栄養血管は冠状動脈である．　⑨ （×）心臓を支配している神経は自律神経である．　⑩ （○）洞房結節はペースメーカー細胞と呼ばれている．　⑪ （×）Na^+ が細胞内に入り脱分極する．　⑫ （○）QRS 群は心室の興奮を示す．　⑬ （○）両者とも神経やホルモンなどに影響する．　⑭ （○）頸動脈，上腕動脈で測定する．　⑮ （○）左心室が拡張するとき血圧は最小となる．　⑯ （×）異常（高血圧）である．最小血圧の正常値は 90 mmHg 未満である．　⑰ （×）細胞・組織の毛細リンパ管から始まる．　⑱ （×）多くの弁膜があり，リンパ液が逆流しないように働いている．　⑲ （○）鎖骨下静脈に合流する．　⑳ （○）病原菌などの異物を取り除くなど免疫作用を行う．

第 6 章 血 液

A 体 液

体液とは身体全体に含まれる液体成分すべてを示し，その量は体重の約60%（成人）を占める．体液量は新生児で約80%あるが，加齢とともに減少し，成人では約60%，高齢者では約50%となる．体液は細胞内液と細胞外液に分けられ，細胞外液はさらに血液，間質液（または組織液），リンパ液に分けられる（**図6-1**）．

❶ 血液・間質液・リンパ液

血液の液体成分（血漿）が毛細血管から組織間に濾出した液体を間質液または組織液といい，間質液の一部が毛細リンパ管に入りリンパ液（単にリンパともいう）となる．間質液にある必要な物質は細胞へ移動し，不要な物質の一部は毛細血管に吸い取られるが，ほとんどは毛細リンパ管に吸収され，リンパ液として心臓の近くの静脈に入る．間質液やリンパ液の成分は血漿成分と類似しているが，タンパク質の含有量は少ない．また，間質液やリンパ液には赤血球はないが，感染時には白血球が多く認められる．リンパ液には小腸で吸収された脂肪が含まれるので，乳様に白く濁ることがある．

❷ 体液の循環

血液，間質液（組織液）およびリンパ液は，血管，組織間，リンパ管を移動し，その間に細胞に必要な物質を供給し，細胞で生じた老廃物を運び去る．体液は独立した循環ではなく，互いに密接な関係をもって行われている（**図6-2**）．

B 血液の一般的性質

血液量は体重の約8%（1/12〜1/13，6〜9%），比重は平均1.06（1.055〜1.066），pHは7.4±0.1（7.3〜7.5）の弱アルカリ性である．血液の色は，酸素が多い鮮紅色（動脈血）と少ない暗赤色（静脈血）がある．血液中には塩化ナトリウムや鉄分が含まれるので，わずかに塩味や鉄のにおいがする．また，糖質・タンパク質・脂肪も含まれるので粘りがある．一方，全血液量の約50%を失うと生命が維持できなくなるが，特に動脈血の喪失は大きく影響する．

```
        ┌ 細胞内液（40%）
体液* ┤                    ┌ 間質液（15%）
        └ 細胞外液（20%）┤
                            └ 血液（4%）・リンパ液（1%）

                          ＊：体重の60%
```

図6-1 体液の区分

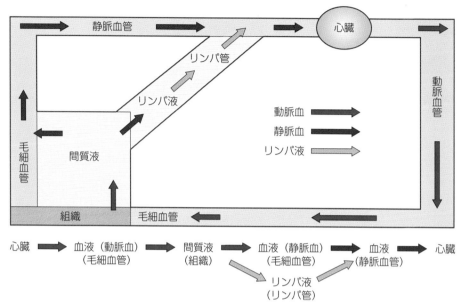

図 6-2　体液の循環

血液の血漿成分が間質液（組織液）となり一部がリンパ管に入りリンパ液となり，再び血管（血液）に入り循環される．

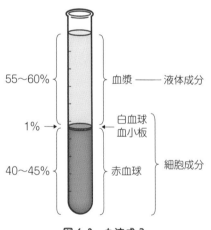

図 6-3　血液成分

血液にクエン酸ナトリウムを加え，自然放置または遠心分離器にかけると，上層に血漿（液体成分）と下層に赤血球・白血球・血小板（細胞成分）とに分かれる．

C　血液の成分

　血液は液体成分と細胞成分に分けられる．液体成分は血漿を示し，全血液の55〜60％を占める．残りは細胞成分である血球を示し，そのうち40〜45％は赤血球，1％は白血球・血小板が占める（図6-3）．

D　血球の誕生と寿命

　血球（赤血球・白血球・血小板）は骨髄（骨内部）の多能性幹細胞の分化により誕生する．骨髄は絶えず細胞分裂しているので，新しい血球が日々生まれている．多能性幹細胞は骨髄系幹細胞とリンパ系幹細胞に分化し，骨髄系から赤血球，白血球の一部，血小板が分化し，リンパ系からリンパ球が分化する．赤血球は分化の途中で核が抜け落ち（脱核），核をもたない細胞となる．白血

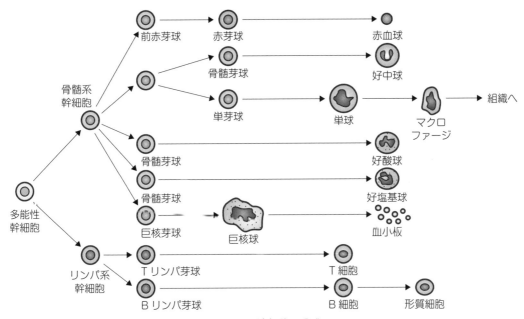

図 6-4　血液細胞の分化

骨髄にある多能性幹細胞から骨髄系幹細胞とリンパ系幹細胞が分化する．さらに骨髄系は赤血球・血小板・白血球に，リンパ系は T リンパ球・B リンパ球にそれぞれ分化する．

球は好中球・単球・好酸球・好塩基球に分化する．血小板は分化した巨核球が崩壊してできた細胞で核が失われている．単球は組織内に入るとマクロファージに変わり，B 細胞は抗体を産生するときに形質細胞に変わる．

　それぞれ分化した血球は成熟し，血管内に入り全身に運ばれる．一度分化・成熟し血管に入った血球は分裂・増殖しない（図 6-4）．血球には寿命があり，その種類により異なるが，赤血球は約120 日，白血球は約 4 日，血小板は約 10 日で肝臓や脾臓の食細胞で破壊される．

素，栄養素，ホルモンのなどを全身の組織細胞に運搬し，組織細胞で生じた二酸化炭素や老廃物などを肺や腎臓へ運び排出・排泄する．

体温調節：血漿が行う．肝臓，筋肉などで産生された熱を全身に平均に分布し，また皮膚から放熱して体温を調節する．

酸・塩基平衡(pH)の維持：赤血球や血漿が行う．血液自身のもつ緩衝作用（中和作用），肺から二酸化炭素の排出，腎臓から酸・アルカリを排泄し pH を7.4の一定に保つ．

体液量の維持：血漿が行う．腎臓から尿の排泄や発汗などにより体液量を一定にする．

身体の保護：白血球，血小板，血漿が行う．免疫・血液凝固・止血などの働きにより感染や出血から生体を守っている．

E　血液の働き

❶ 血液の一般的な働き

　血液の一般的な働きは下記の通り行われる．

物質の運搬と排泄：赤血球や血漿が行う．酸

❷ 赤血球

　赤血球は核をもたない細胞で，円板状をなしている．細胞の中央が凹状で毛細血管のような細い

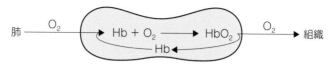

図6-5　酸素の運搬

ヘモグロビン（Hb）は酸素と結合すると酸化ヘモグロビン
（HbO$_2$）となる．組織に酸素を供給すると，還元ヘモグロビン
（Hb）となって肺で酸素を受け取る．

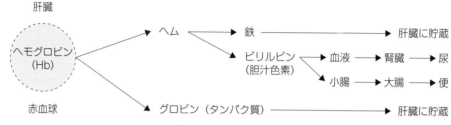

図6-6　赤血球の破壊

ヘモグロビン（Hb）は鉄を含む色素ヘムとタンパク質のグロビンからなる．赤血球が肝臓で破壊
されるとHbはビリルビンとなる．

部位では・・くの字に変形する特徴がある．細胞内に
ヘモグロビン（Hb：血色素；鉄を含むヘムとタ
ンパク質であるグロビンからなる）を含み，酸素
はHbと結合するので，酸素の運搬に役立ってい
る（図6-5）．また二酸化炭素とも結合したり，そ
れを肺から放出したりする性質もある．赤血球は
骨髄で生成されるが，ビタミンB$_{12}$・葉酸が必要
である．寿命は120日で，肝臓にあるクッパー細
胞や脾臓にあるマクロファージなどの食細胞によ
り破壊される．破壊されると，Hbは酵素の働き
によりグロビンとヘムに分解され，さらにヘムは
鉄を失いビリルビン（胆汁色素）となる．その一
部は血液に入り，一部は胆汁として胆嚢に貯蔵さ
れる（図6-6）．赤血球数やHb量が減ると貧血と
なり，ビリルビンが血液中に多く出ると体色が黄
色くなる黄疸となる．

❸ 白血球

核をもつ細胞で，アメーバ様運動を行い血管内
外を移動し，食菌作用や免疫作用などを行う．
　白血球には好中球，好酸球，好塩基球，リン

パ球，単球の5種類がある．そのうち好中球，好
酸球，好塩基球は細胞内に顆粒をもつので顆粒球
といい，リンパ球や単球は顆粒をもたないので無
顆粒球という．白血球は骨髄やリンパ組織内で生
成され，寿命は種類により異なるが平均約4日で
脾臓にあるマクロファージにより破壊される．

a.　白血球の割合

白血球全体を100％とすると，好中球は60〜
70％，好酸球は1〜4％，好塩基球は0.5％，リ
ンパ球は20〜25％，単球は4〜8％をそれぞれ占め
る．リンパ球にはTリンパ球（T細胞）とBリ
ンパ球（B細胞）があり，Tリンパ球は70〜
80％，Bリンパ球は20〜30％を占める．

b.　顆粒球

好中球は食菌作用が旺盛で，血管外に出ること
がある．体内に菌が入るといち早く菌を貪食し死
滅させる．役割を終えた好中球の死骸は膿として
残る．好酸球は炎症による肥満細胞や好塩基球か
らのヒスタミンの産生とリンパ球の働きを抑制す
るのでアレルギーの誘発を抑える．好塩基球は細
胞内にヘパリンを含んでいるので血管内凝固抑制

作用を行うが，ヒスタミンも含まれているのでアレルギー反応を引き起こす作用もある．

c. 無顆粒球

リンパ球は胸腺（thymus）で成熟するTリンパ（T細胞）と骨髄（bone marrow）で成熟するBリンパ球がある．リンパ球は病原菌の死滅や免疫に関わる抗体を産生する作用がある．単球は組織に入るとマクロファージとして定着する．体内に菌が入ると好中球に続いて出現する．好中球より食菌作用が強く，変性した好中球を貪食したり，寿命を迎えた血球を破壊したりする働きがある．さらに単球はTリンパ球に抗原を提示する細胞としても働き，Tリンパ球はその情報をBリンパ球に伝達すると，その情報をもとに抗体をつくる．このようにリンパ球やマクロファージは免疫に関わる重要な白血球である（第7章を参照）．

❹ 血小板

核をもたない不定形の細胞で，血液凝固因子であるトロンボプラスチンを含んでいる．血小板は主に血液凝固や止血に大きく関係している．血小板は骨髄中の巨核球が崩壊してできた細胞の破片が血液中に出たもので，寿命は約10日で脾臓にあるマクロファージにより破壊される．

❺ 各血球の基準値

赤血球数：成人男子；平均500万個/μL（410万～530万個/μL），成人女子；平均450万個/μL（380万～480万個/μL）

ヘモグロビン量：成人男子；平均16 g/dL（14～18 g/dL），成人女子；平均14 g/dL（12～16 g/dL）

白血球数：男女同数；平均6,500個/μL（4,000～8,000個/μL）

血小板数：男女同数；平均30万個/μL（20～40万個/μL）

❻ 血漿と血清

血漿（plasma）は血液の液体成分で，血液の55～60％を占める．血漿成分の約90％が水で，それ以外に有機物（約9％）と無機物（約1％）がある．有機物にはタンパク質（免疫に関係するグロブリン，膠質浸透圧に関係するアルブミン，血液凝固に関係するフィブリノゲン）が約7～8％，糖質（ブドウ糖）が約0.1％，脂質（中性脂肪やコレステロールなど）が約1％，などがある．無機塩類としてナトリウム（Na），カリウム（K），カルシウム（Ca），鉄（Fe）などの陽イオンとCl$^-$，HPO$_3^-$などの陰イオンがある．それ以外に，ホルモン，酵素，ビタミン，抗体，老廃物，酸素，二酸化炭素などが含まれている（図6-7）．

血清（serum）は血漿成分からフィブリノゲンを除いた液体で，抗体を含むので，感染症などの治療（血清療法）に用いられる．

血漿（比重：約1.03）
- 水（約90％）
- 無機塩類（約1％）：Na$^+$，K$^+$，Ca^{2+}，Mg^{2+}，Cl$^-$，HCO$_3^-$，PO$_4^{3-}$など
- 有機物（約9％）
  - タンパク質（7～8％）：アルブミン，グロブリン，フィブリノゲン
  - 糖質（0.1％）：ブドウ糖など
  - 脂質（1％）：中性脂肪，コレステロールなど
  - その他：ホルモン，ビタミン，老廃物（クレアチニン，尿素，尿酸）など

図6-7　血漿成分

F 血液凝固・線溶・止血

血液は血管から流出すると固まる性質があり，これを血液凝固という．血液凝固過程の仕組みはモラウィッツ（Morawiz）により説明されている．

❶ 血液凝固過程

血液を試験管に入れると，血小板が破壊され血液凝固因子トロンボプラスチンが放出される．この凝固因子とカルシウムイオン（Ca^+）が血漿中のプロトロンビンに作用し，トロンビンに変える．トロンビンは血漿中のフィブリノゲン（線維素原）に作用し可溶性フィブリン（線維素）に変え，安定因子やCa^+などが加わり不溶性フィブリンとなる．フィブリンは網目状に赤血球や白血球などを包み込み，血餅を形成し，血清を分離し血液の凝固を完成する（図6-8）．血液が凝固する時間を凝固時間といい，5〜10分である．

❷ 線維素溶解（線溶）

試験管内で生じた血餅は時間経過とともになくなる．これは血液中にあるプラスミノゲンというタンパク質が酵素により活性化され，プラスミンとなって，フィブリンを分解し血餅を除去するためである．この現象を線維素溶解（線溶）という（図6-8）．一度，さらさらになった血液は二度と凝固することはない．

❸ 止血過程

血管が傷害され出血すると，血管の内皮細胞の膠原線維が露出し血小板が付着する．付着した血小板は，さらにその他の血小板をその部位に集めるための化学物質を放出する．次々に血小板が傷口に集まり（凝集），一時的に血液の流出は止まる．これを血小板血栓または白色血栓という．

さらに，傷害された組織から出るトロンボプラスチン（外因性）と血小板などから放出される血小板因子や血漿中の種々の凝固因子（内因子）が反応し，血漿中にトロンボプラスチンが形成される．

トロンボプラスチンはCa^+とともにプロトロンビンに作用し，トロンビンに変える．トロンビンは血漿中のフィブリノゲンに作用しフィブリンに変え，赤血球などを包み込みCa^+や第XIII因子（フィブリン安定化因子）などが加わって血餅となり，止血が完了する（凝固血栓または赤色血栓）．

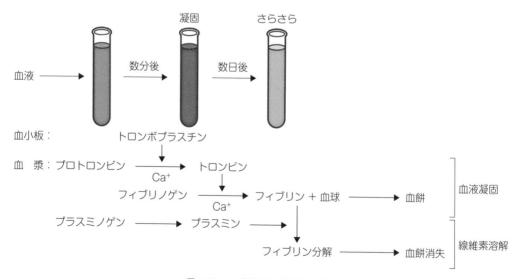

図6-8　血液凝固・線維素溶解

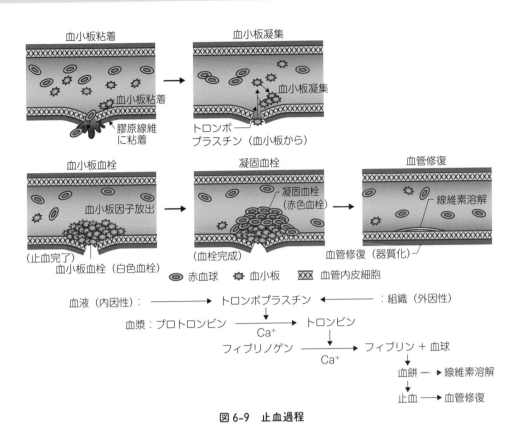

図 6-9 止血過程

表 6-1 血液凝固阻止因子

物質名	作 用
ヘパリン	肝臓で生成される.アンチプロトロンビン,アンチトロンビンとして働く
ヒルジン	アンチトロンビンとして働く
シュウ酸ナトリウム シュウ酸カリウム クエン酸ナトリウム EDTA	Ca^+ と結合し,Ca^+ を除去することで凝固を阻止する.
硫酸マグネシウム	血小板の破壊を妨げる
硫酸亜鉛	フィブリンを沈殿させ凝固を阻止する

その後,血管の修復が行われる.また,血管内に血餅が詰まると,血流が妨げられる.これを防ぐため,酵素により血餅を溶かす線溶(線維素溶解)が起きる(図6-9).

出血して止血されるまでの時間を出血時間といい,1〜3分である.

❹ 血液凝固阻止因子

血液は化学物質などにより凝固反応を途中で中断したり,生じたフィブリンを除くことで凝固時間を延長したり阻止することができる(表6-1).

G 血液型

❶ ABO 式血液型

ランドシュタイナー（Landsteiner）により ABO 式血液型が発見され，赤血球がもつ抗原と血清がもつ抗体により，A 型，B 型，AB 型，O 型の 4 種に分類した．

赤血球細胞膜に抗原物質（凝集原）として A 抗原と B 抗原がある．A 抗原物質は N-アセチルガラクトサミン，B 抗原物質は $_D$-ガラクトースのそれぞれ糖物質である．一方，血清に抗体（凝集素）として抗 A 抗体（α）と抗 B 抗体（β）がある（**表 6-2**）．

抗原 A と抗体 α，抗原 B と抗体 β がそれぞれ

表 6-2 ABO 式血液型の抗原と抗体

血液型	A 型	B 型	AB 型	O 型
抗原（赤血球）	A	B	AB	なし
抗体（血清）	β	α	なし	α, β

ABO 式血液型は日本人の場合，A 型 40%，B 型 20%，AB 型 10%，O 型 30% である．

反応すると赤血球の凝集や破壊が生じ，その結果赤血球の機能が失われたり，血液の循環が悪化したりする（**図 6-10**）．

a. ABO 式血液型の判定

ABO 式の血液型の標準血清（抗 A 血清と抗 B 血清）をスライドガラスに入れ，検査したいヒト（被検者）の血液を混ぜる．その凝集反応の有無を調べることにより判定することができる（**図 6-11**）．

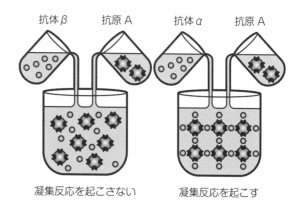

図 6-10 凝集反応

左図は凝集しない．抗原 A と抗体 β とを反応させた場合．
右図は凝集する．抗原 A と抗体 α とを反応させた場合．

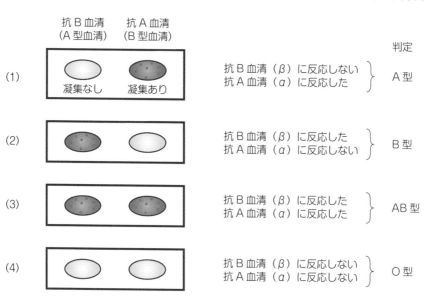

図 6-11 血液型の判定

b．ABO 式血液型の輸血

　輸血は原則的に同型間で行う．それでも輸血による副作用を起こすことがある．これを防ぐために交差適合試験（クロスマッチングテスト）が行われる．この試験は主試験として供血者（または保存血）の赤血球を受血者の血清（または血漿）に加える，副試験として受血者の赤血球を供血者の血清（血漿）に加える．両試験に凝集が認められない場合，輸血が可能となる．

c．ABO 式血液型の遺伝

　ABO 式血液型は遺伝することが知られている．この遺伝子は常染色体の9番目にある．A（A型遺伝子），B（B型遺伝子），O（O型遺伝子）の3つの遺伝子は互いに対になって対立しており，AとBはともに優性遺伝子で，この両者には優劣の関係はないが，OはA，Bに対し劣性である．各血液型の表現型と遺伝子型および血液型の遺伝の組み合わせの一例を**表6-3**に示している．

❷ Rh 式血液型

　Rh型はアカゲザル（rhesus macaque）の頭文字をとったもので，サルの赤血球にある抗原物質を Rh 抗原とし，ウサギに注射しつくらせた抗体とヒトの血液とを反応させた．凝集がみられた場合はRh抗原をもつRh（＋）とし，凝集がみられない場合は抗原をもたないRh（－）とした．Rh抗原因子には数種類あるが，最も重要なのはD因子である．抗原物質は赤血球細胞膜にある．一方，Rh抗原に対する抗体は先天的にない．

a．Rh 式血液型の遺伝

　Rh 式血液型は ABO 式血液型と無関係に遺伝する．この遺伝子は常染色体の1番目にある．Rh（＋）型の遺伝子型はDDとDd，Rh（－）型はddであり，Rh（＋）はRh（－）型に対し優性である．血液型の遺伝の組み合わせの一例を**図6-12**に示している．

b．Rh 式血液型の輸血

　ABO 式血液型は同じで，Rh（＋）からRh（－）に輸血した場合，1回目の輸血は問題なく完了するが，Rh（－）の血管内にはRh（＋）に対する抗体ができる．2回目も同様に輸血した場合，Rh（－）の血管内で抗原抗体反応が生じ，赤血球は凝集または破壊される危険性がある．逆の場合（Rh（－）からRh（＋）へ）は問題ない（**図6-13**）．

表6-3　血液型の遺伝子

表現型	遺伝子型
A	AA，Ao
B	BB，Bo
AB	A，B
O	o，o

（例）A型とB型の組み合わせ

	B	O
A	AB	Ao
O	Bo	oo

すべての血液型が生まれる組み合わせ

（例）父 Rh（＋）型（Dd）と母 Rh（＋）型（Dd）の組み合わせ

	D	d
D	DD	Dd
d	Dd	dd

DD，Dd：Rh（＋）
dd　　：Rh（－）

Rh（＋）の両親から Rh（－）の子が生まれる組み合わせ

図6-12　Rh（＋）型同士の組み合わせ

c. Rh 式血液型と妊娠

　Rh（−）の母親と Rh（＋）の父の組み合わせの場合，Rh（＋）が優性のため胎児は Rh（＋）となる確率が高いが，問題なく第1子を出産することができる．しかし，出産時に胎児の Rh（＋）が母体の血液中に移行しやすいので，母親は抗体 Rh（＋）をつくる．2回目の妊娠で再び第2子（胎児）が Rh（＋）の場合，母体内ではすでに抗体 Rh（＋）が増量されているため，胎盤を介し胎児内に抗体 Rh（＋）が入る．そのため胎児の赤血球膜にある抗原と抗体が反応し，赤血球の凝集や赤血球の破壊による溶血がみられ，強度の貧血や流産などが起きる場合がある．これを Rh 式血液型不適合という．また，出産した場合でも重度の黄疸・貧血（胎児赤血球芽細胞症）・全身浮腫（むくみ）などが起きる．その場合，生後すぐに Rh（＋）の血液で全血交換輸血が必要となる（図6-14）．

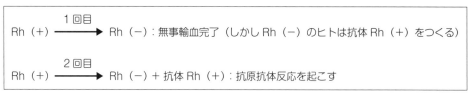

図 6-13　Rh 式血液型不適合輸血

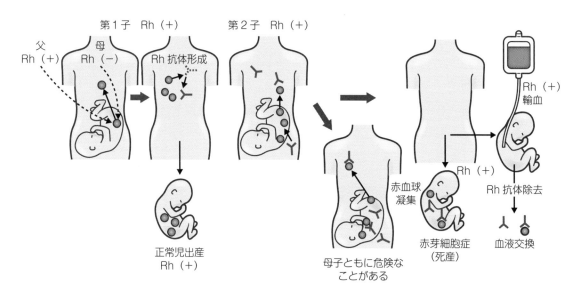

図 6-14　異なる Rh 式血液型と妊娠

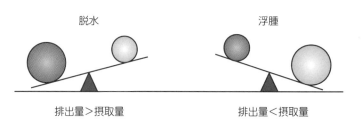

図 6-15　脱水と浮腫

❸ 体液の異常

水分の摂取量（飲料水など）と排出量（尿や汗など）が同量であると体液量は一定に保たれる．しかし，そのバランスが崩れると，脱水や浮腫が起きる（図6-15）．

脱水は体内の体液量が減少した状態をいう．過度の発汗や発熱，嘔吐，下痢などによる水分や塩分の欠乏が原因となる．特に，小児や高齢者は一般成人に比べ脱水になりやすい．浮腫は体内に体液，特に細胞外液（間質液）がたまった状態をいう．局所に起きる浮腫の原因に火傷，アレルギー，虫刺されがあり，全身に起きる浮腫の原因として心臓病，肝臓病，腎臓病などがある．

問題 **正しいものに〇，誤っているものに×をつけてみよう！**

① 成人の体液量は，体重の約 60％を占める （　　　）

② 体液量は水分の摂取量と排出量のバランスが必要である （　　　）

③ 血球はすべて脊髄で産生される （　　　）

④ 血管に入った血球は分裂・増殖を行う （　　　）

⑤ 血球の寿命で最も長いのは赤血球である （　　　）

⑥ 血液の pH は酸性である （　　　）

⑦ 血漿成分は血液の約 55％を占める （　　　）

⑧ 赤血球は酸素の運搬に働く （　　　）

⑨ 白血球で最も多いのはリンパ球である （　　　）

⑩ 単球は食菌作用が旺盛である （　　　）

⑪ 血小板は核をもつ細胞である （　　　）

⑫ 血漿タンパク質にアルブミンがある （　　　）

⑬ 血液凝固には Na^+ が重要である （　　　）

⑭ 血漿中のプラスミンはフィブリンを溶解する作用がある （　　　）

⑮ 出血して止血されるまでの時間は約 10 分である （　　　）

⑯ 抗 A 血清のみに反応がみられる血液型は B 型である （　　　）

⑰ AB 型と O 型の両親から O 型は誕生しない （　　　）

⑱ A 型の血液を B 型のヒトに輸血してもとくに問題はない （　　　）

⑲ Rh 抗原因子は赤血球にある （　　　）

⑳ Rh（＋）型の両親から Rh（－）型は誕生しない （　　　）

【答】①（〇）細胞内液は 40％，外液は 20％である．②（〇）体液量が減ると脱水，たまると浮腫になる．③（×）骨内部の骨髄で産生される．④（×）血管に入った血球は分裂・増殖しない．⑤（〇）赤血球は約 120 日，白血球は約 4 日，血小板は約 10 日である．⑥（×）血液の pH は 7.4±0.1 の弱アルカリ性である．⑦（〇）血漿成分のほとんどは水（約 90％）である．⑧（〇）酸素は赤血球内にあるヘモグロビンと結合し運搬される．⑨（×）好中球で，白血球全体の 70～80％を占める．⑩（〇）単球は組織に入るとマクロファージとなる．⑪（×）核をもたない細胞である．⑫（〇）グロブリンやフィブリノゲンも血漿タンパク質である．⑬（×）Ca^+ が重要である．⑭（〇）この作用を線維素溶解（線溶）という．⑮（×）止血されるまでの時間（出血時間）は 1～3 分である．⑯（×）血液型は A 型である．⑰（〇）A 型と B 型が誕生する．⑱（×）A 型の抗原 A と B 型の抗 A 抗体が反応して赤血球の凝集が起こる．⑲（〇）Rh 抗原因子で最も重要なのは D 因子である．⑳（×）Rh（－）型は誕生する．

第7章 生体防御機構（免疫）

生体には細菌やウイルスなどの病原体やある種の異物に対し防御する機能が備わっている．これを免疫といい，その役割を果たすためには2つの段階がある．最初は自己と非自己を認識すること，次に非自己と認識したものを排除することである．免疫力が高まれば体の恒常性を保つことができ，低下すれば病気を引き起こすことになる．免疫の働きは白血球やリンパ球が中心となって行われる．

A 免疫の仕組み

❶ 自己と非自己

生体は自己と非自己を認識する働きがある．自己とは自分自身の正常な細胞や組織のことであり，自己以外はすべて非自己となる．すなわち非自己は，細菌やウイルスなどの病原体，がん細胞，毒物などの化学物質，他人の移植組織などがある．

❷ 抗原と抗体

非自己となるものはすべて抗原となる．自己を構成している成分とは異なる種類のタンパク質は特に抗原となりやすい．これに対し糖質や脂質，分子量の小さな化学物質は抗原になりにくいが，タンパク質と結合することにより抗原として認識されることもある．抗原が体内に侵入すると，こ

れと特異的に反応して無害な状態に導く特別な物質がつくられる．この物質を抗体といい，体液中に放出される．抗体の本体は免疫グロブリンというタンパク質からできている．免疫グロブリンはB細胞が分化した形質細胞から生成されるγ-グロブリンである．免疫グロブリンの種類にはIgG，IgA，IgM，IgD，IgEの5つがあるが，機能的にも構造的にも異なる（**表7-1**）．その中で最も多いのはIgG抗体である．

❸ 抗体の構造

すべての抗体は2本のL鎖と2本のH鎖からなる4本のポリペプチド鎖がS-S結合でつながっていて，Y字型をしている．それぞれのポリペプチド鎖には可変部と定常部があり，可変部は抗原と結合する部位で，また抗原の種類により変化する（**図7-1**）．

❹ 免疫に働く細胞

免疫に働く細胞は白血球の好中球・単球（マクロファージ），樹状細胞，Tリンパ球（T細胞），Bリンパ球（B細胞），NK細胞（ナチュラルキラー細胞）などがあり，これらの細胞は免疫担当細胞と呼ばれている．特にマクロファージと樹状細胞は抗原提示細胞として働く．樹状細胞は樹状の突起をもつ細胞で，骨髄で生成され，皮膚，鼻腔，肺，消化管，気道などの粘膜に存在する．また皮膚に分布するものはランゲルハンス細

表 7-1　抗体の種類と機能

抗　体	機　能
IgG	免疫グロブリンの 75 % を占め，抗体は胎盤を通過し，胎児に受動免疫を与える．生後 3〜4 ヵ月頃から産生が盛んになる．
IgA	唾液・涙液・腸液などに分泌され，病原体の侵入を防ぐ．母乳にも含まれているため，乳幼児に受動免疫を与える．
IgM	細菌膜を溶解し破壊する作用が強い．免疫反応の際に最初に血漿中に放出される．
IgD	骨髄・リンパ節・脾臓・乳腺・腸管粘膜に存在し，抗体産出細胞の分化に重要な役割をもつ．
IgE	Ⅰ型アレルギーに関与する．肥満細胞（マスト細胞）や好塩基球に結合し，ヒスタミンが放出されアレルギー反応を起こす．

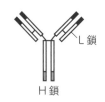

図 7-1　抗体の基本構造

胞と呼ばれる．

❺ 免疫の分類

　免疫には自然免疫（先天性免疫）と獲得免疫（後天性免疫）の 2 つがある．身体の皮膚や内臓の粘膜などがバリアとして働き病原体などの侵入を防ぐ．バリアを破って病原体が体内に侵入しても，白血球などがそれを排除する．これらは生まれながらにして備わっているものであり，自然免疫と呼ばれ，非特異的防御機構である．獲得免疫は体内に侵入した病原体などに対し，抗体をつくり特異的な反応により排除する．また，侵入した病原体を記憶し，それらが再度侵入した場合には，速やかに反応し抗体を産生する．これは後天的な反応であり，特異的防御機構と呼ばれる．獲得免疫においては B 細胞や T 細胞が中心となって働く（**表 7-2**）．

B　自然免疫（非特異的防御機構）

　自然免疫は細菌やウイルスなどの病原体や異物を体内に侵入させない．万が一侵入した場合でも分裂・増殖させない非特異的な防御機構である．それには皮膚，消化管や気管の粘膜，食作用，NK 細胞（ナチュラルキラー細胞），インターフェロン，炎症などがある．

❶ 皮　膚

　皮膚はケラチンを含む角質層で覆われ硬く強いので，外界から病原体や異物の侵入を防いでいる．さらに汗や皮脂腺から出る分泌物は弱酸性なので，酸に弱い細菌の繁殖を制御している．

❷ 粘　膜

　消化管や気管は粘膜で覆われており，外界からの病原体の侵入を防いでいる．唾液に含まれるリゾチームや胃液に含まれている胃酸（塩酸）などは細菌の破壊・増殖を防いでいる．

❸ 食作用

　好中球やマクロファージなどが行う．皮膚や粘膜が傷つくと細菌，ウイルス，異物などが体内に

表 7-2　免疫の分類

自然免疫（非特異的防御）		獲得免疫（特異的防御）
体内への侵入防止	侵入後の防御	
・皮膚（汗腺，皮脂腺） ・粘膜（消化器系など）	・食作用（好中球，マクロ 　ファージ，樹状細胞） ・補体 ・NK 細胞 ・インターフェロン	・液性免疫（B 細胞） ・細胞性免疫（T 細胞）

侵入する．このとき好中球や単球などが毛細血管内から傷ついた組織に移動する．単球は組織内でマクロファージとなる．好中球とマクロファージは，細菌などを取り込み食作用により消化・破壊する．

❹ NK 細胞（ナチュラルキラー細胞）

NK 細胞はリンパ球の一種で末梢血中や脾臓，肝臓に存在して，直径がリンパ球の 1.5 倍ほどある大型の細胞である．NK 細胞はウイルスやがんの種類にかかわらず，他の免疫系より早く細胞を認識して破壊する特徴がある．この細胞は血中リンパ球の 5〜10％を占める．

❺ 補　体

タンパク質でつくられ，血液中に入った細菌やカビなどの細胞壁に付着し孔をあけて破壊する．また，補体が結合した病原体は好中球やマクロファージによる食作用を受けやすくなる．

❻ 炎　症

感染により組織が損傷を受けると，損傷部位に入る細菌などを排除する防御反応である．損傷した細胞から化学物質であるヒスタミンやブラジキニンなどのサイトカインが分泌されると，好中球，マクロファージ，リンパ球が集まり細菌などを攻撃する．また，これらの化学物質により，発熱，発赤，腫脹（腫れること），疼痛（痛み）が

みられる．やがて組織の修復が進むと，炎症反応も次第におさまってくる．

❼ インターフェロン

ウイルスに感染した細胞や特定の免疫細胞からインターフェロンというタンパク質が分泌され，ウイルスの増殖を抑制する．このため，他の正常細胞がウイルスに感染しにくくなり，また感染が周囲に広がるのを抑えることができる．

C 獲得免疫（特異的防御機構）

獲得免疫は自然免疫と異なり，特異性があり，侵入してきた病原体や異物に対してリンパ球が反応し，抗体をつくる特異的な防御機構である．獲得免疫には B リンパ球（B 細胞）と T リンパ球（T 細胞）が主体となって働き，マクロファージや樹状細胞も抗体産生に関与している．獲得免疫には液性免疫と細胞性免疫がある（表 7-3）．

❶ 液性免疫

B 細胞が抗体を産生する働きと，抗原を無毒化する抗原抗体反応が中心となって行われる．①抗原が体内に侵入すると，マクロファージや樹状細胞が異物と認識し，細胞内に取り込んで分解する（食作用）．②マクロファージや樹状細胞からの抗

表 7-3　液性免疫と細胞性免疫の特徴

液性免疫	細胞性免疫
・B 細胞から分化した形質細胞により抗体がつくられる. ・抗体は抗原の種類により異なる抗体がつくられる. ・血液中に出た抗体は, 全身で抗原抗体反応を引き起こす.	・T 細胞は抗体をつくらない. ・キラー T 細胞, ヘルパー T 細胞, サプレッサー T 細胞（レギュラトリー T 細胞）, メモリー T 細胞がある. ・標的細胞（病原体や異物）は, T 細胞が出す物質で攻撃・破壊される.

原の情報をヘルパー T 細胞に伝える（抗原提示）. ③情報を受け取ったヘルパー T 細胞はインターロイキンなどの化学物質を放出して B 細胞を刺激する. ④刺激を受けた B 細胞は形質細胞（プラズマ細胞）に分化し, その抗原に対し特異的に結合する抗体を産生し, 体液中に放出する. この抗体と抗原が抗原抗体反応を起こして, 抗原は無毒化される. ⑤また, B 細胞の一部は記憶 B 細胞（メモリー B 細胞）にも分化し何年もの間抗原に対する記憶を保つ. ⑥メモリー B 細胞は同じ抗原が体内に侵入すると, 形質細胞を速やかに分化・増殖し, 短時間で抗体を大量に産生し, 抗原を攻撃・無毒化する. 抗体は抗原の種類により異なり, 血液など体液中に出される（図 7-2）.

❷ 細胞性免疫

T 細胞が主体となって行われる免疫反応である. T 細胞は抗体をつくらないが, 抗原に敏感に反応する. ①抗原が体内に侵入すると, マクロファージや樹状細胞が異物を認識し, 細胞内に取り込んで分解する（食作用）. ②マクロファージや樹状細胞からの抗原をヘルパー T 細胞に伝える（抗原提示）. ③情報を受け取ったヘルパー T 細胞は, インターロイキンなどの化学物質を放出して, キラー T 細胞とマクロファージを刺激する. ④刺激されたキラー T 細胞は増殖し, 抗原を攻撃して破壊する. ⑤ヘルパー T 細胞から刺激を受けたマクロファージは活性化され, 食作用により抗原を貪食し消化する. ⑥キラー T 細胞

とヘルパー T 細胞が増殖するとき, 一部は記憶 T 細胞（メモリー T 細胞）となり, 次回の抗原侵入に備える. ⑦サプレッサー T 細胞（レギュラトリー T 細胞）はヘルパー T 細胞とキラー T 細胞の働きを抑制し, 免疫反応が強くなりすぎないように調節し, また免疫反応を終わらせる（図 7-2）.

a. 移植免疫

移植免疫とは移植する際に認められる拒絶反応をいい, 細胞性免疫を中心とする免疫反応である. たとえば, 臓器提供者（ドナー）の皮膚や臓器を受容者（レシピエント）に移植すると, レシピエントの T 細胞（特にキラー T 細胞）が非自己と認識し, これらの細胞の表面にある抗原を攻撃し, 移植片を排除してしまう. この反応を拒絶反応という（図 7-3）. 移植が成功するか否かは, ドナーとレシピエントのヒト白血球抗原（human leukocyte antigen：HLA）がどれだけ一致するかが重要である. HLA には, クラス I 分子（A, B, C）, クラス II 分子（DP, DQ, DR）の 6 種類に分けられ, それぞれについて数種類以上の型が存在する. このため HLA を完全に一致させることは非常に難しい. 特に, 臓器移植は A, B, DR の 3 種類の抗原が大きく関わっているといわれている.

❸ 主な免疫器官

免疫に関する器官や組織に胸腺, 骨髄, 脾臓, リンパ節がある.

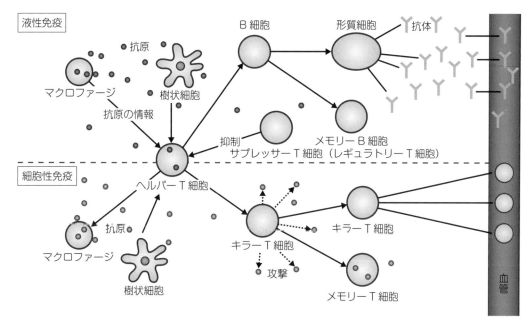

図 7-2　液性免疫と細胞性免疫

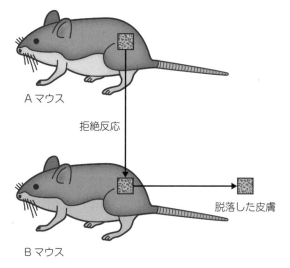

図 7-3　拒絶反応

Aマウスの皮膚をBマウスに移植すると，キラーT細胞
が移植した皮膚細胞を破壊するため，皮膚は脱落してしま
う（拒絶反応）．

a. 胸 腺

　胸腺は心臓に出入りする大きな血管を前方から
覆う位置にある．胸腺は新生児ではあまり大きく
ないが（10 g 前後），生後 2〜3 年で急に大きくな
り，思春期に最大となり（30 g 以上），以後は次

第に萎縮・脂肪化する．胸腺では骨髄で生成され
た未熟なTリンパ球（T細胞）が成熟し，さら
に増殖・分化（ヘルパーT細胞・キラーT細
胞・サプレッサーT細胞〔レギュラトリーT細
胞〕）するなど免疫機能の中心的な役割を行う．

b. 骨 髄

　すべての血球（赤血球・白血球・血小板）が多
能性幹細胞の分化により誕生する．特に免疫に関
係する白血球は好中球，単球（マクロファー
ジ），リンパ球などがある．

c. 脾 臓

　脾臓は，腹腔の左上部に存在する長さ 10 cm
の卵円扁平形である．脾臓内部の大部分は赤脾髄
と呼ばれる部分で，血球の破壊および血液の貯蔵
が行われる．赤脾髄の間に白く見える白脾髄の部
分はリンパ球が多数存在するので，リンパ球生成
と免疫反応の場として活躍する．

d. リンパ節

　リンパ節はリンパ腺とも呼ばれ，リンパ管のと
ころどころにあり，豆粒大からソラマメ大のもの

まで大きさはさまざまで，形も場所により異なる器官である．リンパ節には多数のリンパ球，B 細胞から分化した形質細胞，マクロファージなどが存在するので免疫作用に大きく関係している．また，リンパ節にはリンパ球の生成・成熟・貯蔵やリンパ管を流れる病原体や毒素，老廃物を取り除き，リンパ液を濾過する作用がある．

ウイルスや細菌などの病原体が体内に侵入すると，一部はリンパ管を通りリンパ節まで到達する病原体がある．このとき，リンパ節が腫れたり，熱をもつことがあるが，これはリンパ節内の免疫細胞が細菌と闘っている証拠である．

D 免疫不全

免疫の機能が正常に働かないため，病原体に対する免疫能が低下した状態を免疫不全といい，先天性と後天性がある．先天性免疫不全は遺伝子の異常により B 細胞か T 細胞の欠損または両者の欠損により抗体がつくられないために起こる．後天性免疫不全は他の病気に伴って生じるものや，薬物や放射線照射によるものがある．後天的に生じる特殊な免疫不全に AIDS（acquired immuno-deficiency syndrome；後天性免疫不全症候群）がある．これは，ヒト免疫不全ウイルス（human immunodeficiency virus：HIV）がヘルパー T 細胞を標的に攻撃・破壊する．そのため免疫系の調節ができなくなり，さまざまな感染症やがんにかかったりする．

E 免疫の臨床応用

❶ ワクチン

予防接種の 1 つである．死菌（不活化ワクチン）・弱毒菌（生ワクチン）・弱毒素（トキソイド）などを用い，生体自身で抗体をつくらせる能動免疫である．不活化ワクチンは死滅した細菌やウイルスを，生ワクチンは弱毒化して病原性をなくした細菌・ウイルスを，トキソイドは変性して毒性を失った毒素の成分を使う．インフルエンザ，日本脳炎，麻疹（はしか），風疹などさまざまな感染症の予防接種として活用されている．

❷ 血清療法

抗体を含む血清を用いて病気の治療を行う．これは，ウマなどの動物にジフテリアなどのワクチンを注射して抗体をつくらせ，その抗体を含む血清をとり，ジフテリア・破傷風の病気にかかった人やヘビにかまれた人の治療に用いる方法である．つくった抗体を使用するので受動免疫である．この抗体の効果は 1 週間程度であるので，予防には役立たない．

F アレルギー

免疫反応のうち生体に異常な症状（かゆみ，くしゃみ，鼻水など）が現れることをアレルギーといい，過剰な抗原抗体反応の結果生じたものである．このため，過敏症ともいわれる．アレルギーを起こす原因となる物質（花粉，食物，金属，薬物など）はアレルゲンと呼ばれる．アレルギーを引き起こす抗体は特に IgE，IgM，IgG の関与がみられる．

❶ アレルギーの分類

アレルギーには抗原にさらされてすぐに症状が現れる即時型と，症状が数時間から数日にわたって現れる遅延型がある．即時型アレルギーに I 型・II 型・III 型・V 型があり，液性免疫に関与する．遅延型には IV 型があり，細胞性免疫に関与する．

a. 即時型アレルギー

Ⅰ型アレルギー：アナフィラキシー型アレルギーとも呼ばれ，花粉症，蕁麻疹，食物アレルギー，気管支喘息などにみられ，IgE 抗体が関与している．

Ⅱ型アレルギー：細胞傷害型アレルギーとも呼ばれ，血液型不適合輸血，重症筋無力症などにみられ，IgM 抗体，IgG 抗体が関与している．

Ⅲ型アレルギー：免疫複合型アレルギーとも呼ばれ，膠原病（全身性エリテマトーデス systemic lupus erythematosus：SLE）などにみられ，IgM 抗体，IgG 抗体が関与している．

Ⅴ型アレルギー：刺激型アレルギーとも呼ばれ，バセドウ病などにみられ，IgG 抗体が関与している．

b. 遅延型アレルギー

Ⅳ型アレルギー：ツベルクリン反応，接触性皮膚炎などにみられるが，関与する抗体は特になく，T 細胞とマクロファージが関与している．

c. 自己免疫疾患

本来は自分自身の細胞・組織に対し抗体をつくることはない（自己寛容という）．しかし，免疫機構に異常が生じると自分自身の細胞・組織を非自己と認識して，抗体をつくり攻撃することがある．このように自己を非自己と認識してしまう病気を自己免疫疾患といい，膠原病（SLE や関節リウマチなど）がある．

❷ アレルギー発現の仕組み（花粉症）

スギ花粉が鼻の粘膜に付着すると，花粉に含まれる物質が抗原となって，B 細胞に免疫グロブリン（IgE）をつくらせる．できた IgE は肥満細胞（白血球の一種）に付着する．再度，花粉が侵入すると，IgE と花粉の抗原が抗原抗体反応を起こし，それにより肥満細胞からヒスタミンが血液中に放出される．ヒスタミンは鼻粘膜を刺激し鼻水を出させたり，神経細胞を刺激してくしゃみを引き起こす（図7-4）．

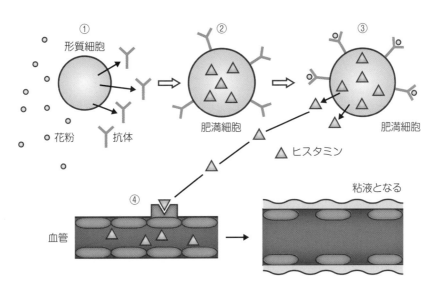

図7-4　花粉によるアレルギーの発現
①花粉から出たアレルゲン（抗原）により，形質細胞から IgE 抗体がつくられる．
② IgE は肥満細胞（マスト細胞）膜に付着する．
③抗原が IgE に結合すると，肥満細胞（マスト細胞）からヒスタミンが放出される．
④ヒスタミンの作用により毛細血管が拡張し，鼻水などの粘液分泌が促進される．

❸ アナフィラキシーショック

　Ⅰ型アレルギーの特徴でIgE抗体が関与している. アレルゲンであるハチ毒, ペニシリン（薬物）注射, 食物（そばなど）などに対し抗体のできるヒトがいる. これらのヒトにアレルゲンが再度侵入すると, 即時的にIgEが反応し血圧低下や呼吸困難など激しいアレルギー反応が引き起こされショック状態となる. これをアナフィラキシーショックという.

問題　　**正しいものに○，誤っているものに×をつけてみよう！**

① 病原体や異物などの抗原を排除することを免疫という　　　　（　　　　）

② 抗体は抗原が体内に入るとつくられる　　　　　　　　　　（　　　　）

③ 抗体は細胞内に放出される　　　　　　　　　　　　　　　（　　　　）

④ 抗体の本体は免疫グロブリンである　　　　　　　　　　　（　　　　）

⑤ 免疫グロブリンは 3 つある　　　　　　　　　　　　　　　（　　　　）

⑥ 血液中に最も多い免疫グロブリンは IgG である　　　　　（　　　　）

⑦ 唾液や母乳に含まれる免疫グロブリンは IgA である　　　（　　　　）

⑧ NK 細胞は抗原提示細胞として働く　　　　　　　　　　　（　　　　）

⑨ 形質細胞は B 細胞に分化する　　　　　　　　　　　　　（　　　　）

⑩ サプレッサー T 細胞は B 細胞の働きを促進する　　　　（　　　　）

⑪ 皮膚や粘膜などは免疫作用に関与している　　　　　　　　（　　　　）

⑫ T リンパ球は細胞性免疫に働く　　　　　　　　　　　　（　　　　）

⑬ 臓器などの移植は液性免疫が関係する　　　　　　　　　　（　　　　）

⑭ リンパ節は免疫器官である　　　　　　　　　　　　　　　（　　　　）

⑮ ワクチンは受動免疫である　　　　　　　　　　　　　　　（　　　　）

⑯ 血清療法は予防として使用される　　　　　　　　　　　　（　　　　）

⑰ アレルギーは抗原抗体反応の結果，生体に生じる異常状態をいう　（　　　　）

⑱ 花粉症や蕁麻疹などは遅延型アレルギーである　　　　　　（　　　　）

⑲ I 型アレルギーはアナフィラキシー型アレルギーとも呼ぶ　（　　　　）

⑳ 自分自身の細胞・組織に対し抗体をつくらない　　　　　　（　　　　）

【答】　①（○）抗原は抗体により無毒化される．　②（○）リンパ球などの働きにより抗体がつくられる．　③（×）抗体は体液中に放出される．　④（○）免疫グロブリンはタンパク質からできている．　⑤（×）免疫グロブリンは 5 つある．　⑥（○）血液中の免疫グロブリンで IgG は 75％を占める．　⑦（○）IgA はそのほかに涙液・腸液などにも含まれる．　⑧（×）働かない．抗原提示はマクロファージや樹状細胞が働く．　⑨（×）B 細胞が形質細胞に分化する．　⑩（×）キラー T 細胞とヘルパー T 細胞の働きを抑制する．　⑪（○）自然免疫に関与し抗原の侵入を防ぐ．⑫（○）B リンパ球は液性免疫に働く．　⑬（×）臓器などの移植は細胞性免疫で，特にキラー T 細胞が関与する．⑭（○）免疫器官として胸腺，脊髄，脾臓などもある．　⑮（×）ワクチンは死菌・弱毒菌・弱毒素などを用いる能動免疫である．　⑯（○）抗体の効果は 1 週間程度なので，予防は役に立たない．　⑰（○）アレルギーを起こす原因をアレルゲンという．　⑱（×）花粉症や蕁麻疹などは即時型アレルギーである．　⑲（○）薬物やハチ毒などが原因となる場合がある．　⑳（○）自己寛容という．

第8章 呼吸器系

A 呼吸器系の器官・臓器

呼吸器系は鼻腔，咽頭，喉頭，気管，気管支，肺（肺胞）からなる．空気は鼻腔や口腔から入り，咽頭・喉頭・気管・気管支を通って肺（肺胞）に入る．鼻腔から肺胞まで空気が通る部分を気道といい，鼻腔から喉頭までを上気道，気管より肺胞までを下気道という（図8-1）．

❶ 鼻腔・咽頭・喉頭

鼻腔は鼻の奥の部分をいい，鼻中隔という壁により左右に分かれている．鼻腔の後上方に嗅覚を司る鼻上皮組織がある．鼻腔の奥は咽頭に続き，咽頭は口腔ともつながる．すなわち，咽頭は鼻腔からくる空気と口腔からくる食物の通路でもある．喉頭は咽頭と同様に空気と食物の通路であるが，喉頭にある軟骨（喉頭蓋軟骨）により空気が通る気管と食物が通る食道とに振り分けられている．男性はこの部分が突出し，この部分は「のど仏」ともいわれている．喉頭には声帯がある．喉頭は気管につながる（図8-1）．

❷ 気管・気管支・肺胞

気管は食道の前を通り，長さは約10 cm，太さ約2.0～2.5 cmの管で，第4～5胸椎の高さで左右の気管支に分かれる（左気管支は2本，右気管支は3本）．右気管支は左気管支に比べて太く短く，走行は垂直に近い．このため，飲み込んだ異物は右主気管支に入ることが多い．肺内に入った気管支はさらに細気管支に分かれ肺胞となって終わる．気管や気管支の内面は線毛のはえた粘膜で覆われ，粘液を分泌する腺細胞があり，加温，加湿そして細菌からの防御作用など重要な役割を担っている．ただし，細気管支には腺細胞や線毛はない．肺胞は直径約0.1～0.2 mmの半球状でブドウの房のような袋状になっている．肺胞は弾力性に富んでいるので，吸気（息を吸う）のときは約3倍にも膨れあがる．肺胞の数は左右合わせて約6億～7億あり，その表面積は90～100 m²にも達する．肺胞には毛細血管が取り巻いて，酸素

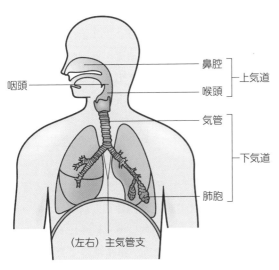

図8-1 呼吸器系の全景
鼻腔から始まり，咽頭→喉頭→気管→気管支→肺胞と続く．

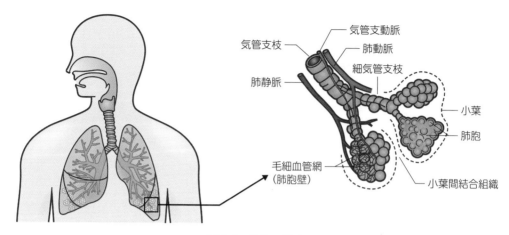

図 8-2　肺胞の構造

肺胞には血管が取り巻き，ガス交換が行われる．肺動脈中に多く含まれる二酸化炭素を肺胞に排泄し，呼吸で得た酸素は肺静脈に入る．

や二酸化炭素のガス交換が肺胞と毛細血管で行われている（図8-2）．

❸ 肺

　肺は，左右1対の器官で胸腔内に位置し，胸膜という膜に包まれている．肺上部の細くなった部分を肺尖といい，鎖骨の約2 cm上にある．肺下部の平たい部分を肺底といい，横隔膜に接している．肺の中央は肺門と呼ばれ，神経，動脈・静脈血管，リンパ管，気管支などが出入りしている．肺は深い切れ込み（水平裂や斜裂）により区分され，右肺は3葉（上葉・中葉・下葉），左肺は2葉（上葉・下葉）で右肺の方が左肺に比べ少し大きい．肺の内面は呼吸上皮組織で覆われ，弾性線維が多く弾力性に富んでいるので息を吸うときは大きく膨らむ（図8-3）．

B　呼　吸

　呼吸の目的は体内に酸素を取り入れ，二酸化炭素を体外に排出することである．

　ヒトの呼吸は外呼吸と内呼吸により行われ，外呼吸は肺胞と血液，内呼吸は血液と組織細胞とのガス交換をいう．

❶ 外呼吸（肺胞⇔血液のガス交換）

　肺胞と血液の間での呼吸を外呼吸という．吸息（息を吸うこと）により取り入れた空気中の酸素は気道を通り肺胞に達し，ここで酸素ガス濃度が低い血液にガス交換により酸素が供給される．血液に入った酸素は赤血球内のヘモグロビンと結合し，心臓に送られる．一方，組織細胞で発生した二酸化炭素は血漿や赤血球により運ばれ肺胞に達する．ここで二酸化炭素濃度が低い肺胞にガス交換により二酸化炭素が送り出され，呼息（息を吐くこと）により気道を通り外へ出される（図8-4）．

❷ 内呼吸（血液⇔組織細胞のガス交換）

　血液と組織細胞の間での呼吸を内呼吸という．肺で得た酸素は血液（赤血球）より心臓に運ばれ，さらに全身の組織細胞に送られる．組織細胞に達した酸素は濃度が低い細胞組織にガス交換により送り込まれる．一方，組織細胞で発生した二酸化炭素は濃度が低い血液にガス交換により送り出され，血漿や赤血球により肺に送られる（図8-4）．

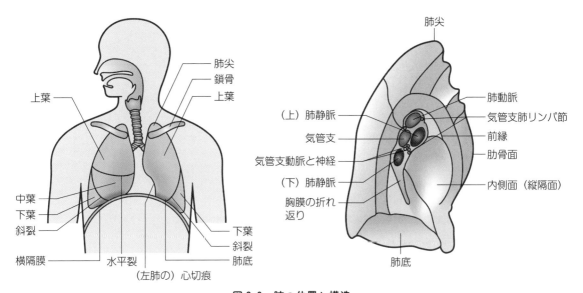

図 8-3 肺の位置と構造

肺の右は 3 葉, 左は 2 葉に分かれている.

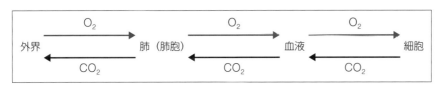

図 8-4 外呼吸と内呼吸

O_2 や CO_2 のガス交換は拡散（高濃度から低濃度へ移動）により行われる.

❸ 呼吸運動と呼吸型

　呼吸運動は息を吸う運動（吸息運動）と息を吐く運動（呼息運動）を繰り返し行っている. この運動は主な呼吸筋である肋間筋と横隔膜により行われている. 肋間筋とは肋骨と肋骨の間にある筋で, 外肋間筋（後上方から前下方に向かう筋）と内肋間筋（前上方から後下方に向かう筋）がある. 外肋間筋は主に吸息時, 内肋間筋は主に呼息時に働く.

　吸息運動は外肋間筋と横隔膜の収縮により行われ, その筋運動により胸郭（肋骨, 胸骨, 胸椎を合わせていう）が拡大されると胸腔内圧が陰圧（大気圧より低い圧）になり, 空気が肺に入ると同時に肺が膨らむ. 呼息運動は外肋間筋と横隔膜が収縮を止めると, これらの筋は弛緩され, 肺の弾力性により空気が吐き出される. しかし, 強制的に息を吐き出すときは, 内肋間筋が収縮し胸郭を縮小して行う（**図 8-5**）.

　正常呼吸の型には腹式呼吸と胸式呼吸がある. 腹式呼吸は主に横隔膜を使い, お腹を膨らませるような状態で行う運動である. 胸式呼吸は主に肋間筋を使い, お腹がへこみ胸が膨らむような状態で行う運動である（**図 8-6**）.

❹ 呼吸中枢・呼吸数

　呼吸中枢は延髄にある. しかし, 深呼吸のときは, 延髄上方にある橋が関与する. 延髄には吸息運動を支配する吸息中枢と呼息運動を支配する呼息中枢がある. 吸息中枢から出る運動神経は脊髄の頸髄から出て横隔膜にいく横隔神経と脊髄の胸

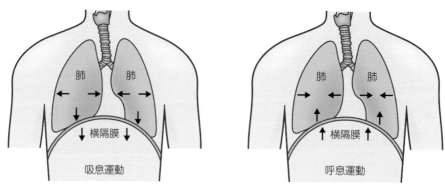

図 8-5　呼吸運動と呼吸型

吸息運動では肋間筋と横隔膜が収縮し，呼息運動ではそれぞれの筋は弛緩する．

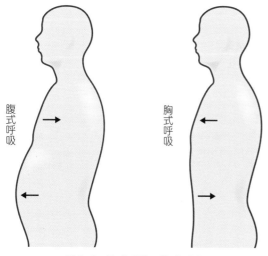

図 8-6　腹式呼吸と胸式呼吸

腹式呼吸は主に横隔膜，胸式呼吸は主に肋間筋が働く．

髄から出て外肋間筋にいく肋間神経がある．吸息中枢と呼息中枢の細胞はそれぞれ自発的に，しかも周期的に興奮する性質をもっている．

　呼吸は無意識に行われるが，それは延髄の自発的な興奮により横隔神経や肋間神経を介し呼吸筋（肋間筋・横隔膜）を周期的に刺激しているからである．一方，呼吸は意識的に止めたり，動かしたりすることもできる．それは，意識的に横隔神経や肋間神経を興奮させ，呼吸筋を操作しているためである．また，深呼吸など大きく息を吸うときは，延髄から橋にある呼吸中枢が刺激されるた

めである．

　安静時の呼吸数は成人で 12～20 回/分であるが，加齢とともに呼吸数は少なくなり新生児では 40～60 回/分，学童では 20～30 回/分，高齢者は成人と変わらないか，やや少なくなる．また，睡眠時は最も呼吸数が少なくなる．

❺ 肺気量

　肺の中に含まれる空気の量を肺気量という．肺気量を記録する装置をスパイロメータ，測定方法をスパイロメトリー，記録した曲線をスパイログラムという．この曲線から肺活量など肺の機能がわかる（図 8-7）．

a. 肺活量

　肺活量は通常の呼吸（1回換気量）から空気を最大に吸い込み（予備吸気量），続いて最大に吐き出す（予備呼気量）ガス量の総和を示す．

> 肺活量＝1回換気量＋予備吸気量＋予備呼気量

　日本人男性の肺活量は 3,000～4,000 mL，女性は 2,000～3,000 mL である．この値は年齢・性別・身長および体重によって異なる．一般に運動選手の肺活量はこれより多いが，肥満，肺障害などの場合は少ない．残気量は肺に残るガス量，全肺気量は肺の中に含まれる全ガス量である（図 8-7）．

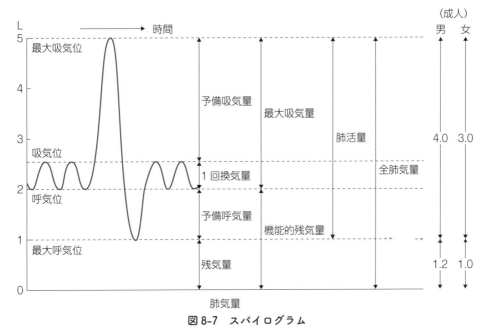

図 8-7　スパイログラム

通常の呼吸をすると，小さな曲線が描かれる．次に空気を最大に吸って（最大吸気位），そして吐き出す（最大呼気位）と大きな曲線が描かれる．これが肺活量である．最大に吐き出しても肺の中には空気が残る．これが残気量である．

❻ ガス交換

大気中には酸素（O_2）（約 21 %），二酸化炭素（CO_2）（約 0.03 %），窒素（N_2）（約 78 %）の混合気体が存在する．これらを分圧（P）に換算すると，大気圧 760 mmHg なので酸素分圧（P_{O_2}）は約 160 mmHg（760 mmHg×0.20），二酸化炭素分圧（P_{CO_2}）は約 0.2 mmHg（760 mmHg×0.0003），窒素分圧（P_{N_2}）は約 593 mmHg（760 mmHg×0.78）となる．

通常の呼吸により酸素（O_2）や二酸化炭素（CO_2）は変動するが，窒素（N_2）はほとんど変動しない．すなわち窒素ガスはガス交換に使われていないことがわかる．

吸気時の P_{O_2} 160 mmHg は，肺胞内で水蒸気と混じり約 100 mmHg まで低下する．P_{CO_2} は逆に上昇し約 40 mmHg となる．肺胞と血液間でガス交換した後，呼気時の P_{O_2} は約 116 mmHg，P_{CO_2} は約 32 mmHg となり排出される（**表 8-1**）．

表 8-1　吸気と呼気のガス組成（mmHg）

	酸　素	二酸化炭素	窒　素
吸気	160	0.2	593
呼気	116	32	593
増減	−44	+31.8	±0

吸気と呼気の酸素および二酸化炭素濃度の増減があるが，窒素はその差がない．

a. 肺胞と血液のガス交換

肺胞内の P_{O_2} は約 100 mmHg，P_{CO_2} は 40 mmHg であるのに対し，静脈血の P_{O_2} は約 40 mmHg，P_{CO_2} は 46 mmHg なので，酸素（O_2）は肺胞内から血液に，二酸化炭素（CO_2）は血液から肺胞にそれぞれ分圧差と拡散により移動する．その結果，血液の P_{O_2} は約 96 mmHg，P_{CO_2} は 40 mmHg となり，動脈血（鮮紅色）として心臓に運ばれる（**図 8-8**）．

b. 血液と組織のガス交換

動脈血側の毛細血管 P_{O_2} は約 96 mmHg，P_{CO_2}

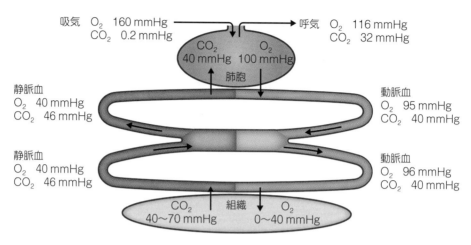

吸気　O_2　160 mmHg
　　　CO_2　0.2 mmHg

呼気　O_2　116 mmHg
　　　CO_2　32 mmHg

CO_2　　O_2
40 mmHg　100 mmHg
肺胞

静脈血
O_2　40 mmHg
CO_2　46 mmHg

動脈血
O_2　95 mmHg
CO_2　40 mmHg

静脈血
O_2　40 mmHg
CO_2　46 mmHg

動脈血
O_2　96 mmHg
CO_2　40 mmHg

CO_2　　組織　　O_2
40～70 mmHg　　　0～40 mmHg

図 8-8　肺胞および組織におけるガス交換

ガスは分圧（P）の高い方から低い方へ移動する性質がある.

は 40 mmHg であるのに対し，組織の P_{O_2} は約 40 mmHg，P_{CO_2} は 40～70 mmHg なので，酸素（O_2）は血液から組織に，二酸化炭素（CO_2）は組織から血液にそれぞれ分圧差と拡散により移動する．その結果，血液の P_{O_2} は約 40 mmHg，P_{CO_2} は 46 mmHg となり静脈血（暗赤色）として心臓に運ばれる（**図 8-8**）．

❼ 酸素解離曲線

　酸素（O_2）の運搬は赤血球中にあるヘモグロビンとの結合により行われるが，種々の要因により影響を受ける．ヘモグロビンが酸素（O_2）に結合している割合を酸素飽和度（HbO_2：%）といい，酸素飽和度と血中の酸素分圧（P_{O_2}）との関係をグラフに表したのが酸素解離曲線である（**図 8-9**）．酸素解離曲線は S 字状を示し，P_{O_2} が高い肺胞内ではより多くの酸素（O_2）がヘモグロビンと結合し，P_{O_2} が低い組織ではヘモグロビンから酸素（O_2）を放しやすいことがわかる．

❽ ガスの運搬

　酸素（O_2）や二酸化炭素（CO_2）は赤血球，血漿により運搬される．

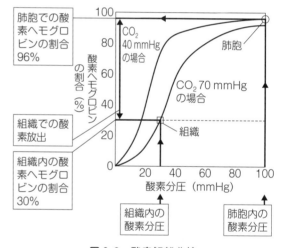

肺胞での酸素ヘモグロビンの割合 96%

CO_2 40 mmHg の場合

肺胞

CO_2 70 mmHg の場合

組織

組織での酸素放出

組織内の酸素ヘモグロビンの割合 30%

酸素ヘモグロビンの割合（%）

酸素分圧（mmHg）

組織内の酸素分圧

肺胞内の酸素分圧

図 8-9　酸素解離曲線

肺胞内の P_{O_2} は約 100 mmHg，P_{CO_2} は約 40 mmHg であるから，酸素飽和度（HbO_2）は約 96% である．組織内の P_{O_2} は約 30 mmHg，P_{CO_2} は約 70 mmHg であるから，酸素飽和度 HbO_2 は約 30% となる．組織での O_2 を解離する HbO_2 の割合は，69%（$\frac{96-30}{96}\times100$）となる．

$$Hb + \xrightarrow[\text{O_2 分圧の低いところ（組織）}]{\text{O_2 分圧の高いところ（肺）}} HbO_2$$

a. 酸素ガスの運搬

　肺胞内から得た酸素（O_2）は赤血球内のヘモグロビン（Hb）と結合し，ヘモグロビンは酸化

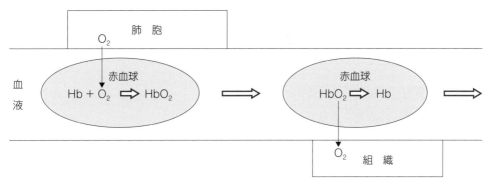

図 8-10　ガスの運搬（肺胞）

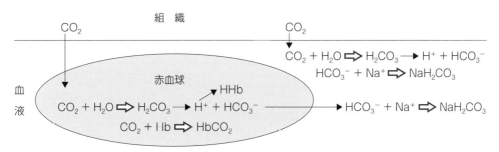

図 8-11　ガスの運搬（組織）

ヘモグロビン（HbO_2）となって酸素を組織細胞に運ぶ．血液中の酸化ヘモグロビンは組織で酸素を放出すると還元ヘモグロビン（Hb）となり肺胞に運ばれる（**図 8-10**）．

b．二酸化炭素ガスの運搬

　組織細胞で代謝の結果発生した二酸化炭素（CO_2）のうち，約 95％は赤血球内に入り，そのうち 90％は炭酸脱水素酵素により水（H_2O）と反応して炭酸（H_2CO_3）となる．H_2CO_3 は H^+ と重炭酸イオン（HCO_3^-）となり，H はヘモグロビンの水素化合物（HHb）となり，HCO_3^- は血漿中へ出て Na^+ などと反応し NaH_2CO_3 となる．5％はヘモグロビンに結合する（$HbCO_2$）．残りの約 5％は直接血漿中に $HbCO_2$ となる．この状態で肺胞に運ばれる．肺胞ではこの逆反応が起こり CO_2 は呼息により肺胞から外界に放出される（**図 8-11**）．

問題 正しいものに○，誤っているものに×をつけてみよう！

① 呼吸器系は口腔から始まる （　　　）

② 外呼吸とは肺胞と血液のガス交換をいう （　　　）

③ 上気道は気管から気管支までをいう （　　　）

④ 喉頭は咽頭→気管と続く （　　　）

⑤ 気管は食道の後ろを通る （　　　）

⑥ 気管は気管支→細気管支→肺胞となって終わる （　　　）

⑦ 右気管支は3本に分かれる （　　　）

⑧ 気管支の粘膜には細菌から守る作用がある （　　　）

⑨ 肺は胸膜により包まれている （　　　）

⑩ 肺門にリンパ管は出入りしていない （　　　）

⑪ 肺の左肺は2葉，右肺は3葉からなる （　　　）

⑫ 呼吸運動は肺の運動により行われる （　　　）

⑬ 腹式呼吸は主に肋間筋が使われる （　　　）

⑭ 呼吸中枢は大脳にある （　　　）

⑮ 肺活量＝1回換気量＋予備吸気量＋予備呼気量である （　　　）

⑯ 肺活量の値は身長や体重によって異なる （　　　）

⑰ 呼吸により変動がみられないのは窒素ガスである （　　　）

⑱ 酸素分圧（P_{O_2}）が高いとヘモグロビンは酸素（O_2）を離す （　　　）

⑲ 静脈血は酸素も含んでいる （　　　）

⑳ 組織から発生した二酸化炭素（CO_2）は，ほとんどそのまま血漿に溶解する （　　　）

【答】 ①（×）呼吸器系は鼻腔から始まる． ②（○）内呼吸は血液と組織間で行われる． ③（×）上気道は鼻腔から喉頭までをいう． ④（×）咽頭→喉頭→気管と続く． ⑤（×）食道の前を通る． ⑥（○）肺胞の数は左右合わせて約6億〜7億ある． ⑦（○）左気管支は2本に分かれる． ⑧（○）そのほかに加温や加湿作用がある． ⑨（○）肺の内面は上皮組織で弾性線維が多く，弾力性に富んでいる． ⑩（×）肺門は血管・リンパ管・気管支などが出入りしている． ⑪（○）右肺は左肺より大きい． ⑫（×）呼吸運動は肋間筋と横隔膜で行われる． ⑬（×）腹式呼吸は主に横隔膜が使われる． ⑭（×）呼吸中枢は延髄にある． ⑮（○）日本人男性の肺活量は3,000〜4,000 mL，女性は2,000〜3,000 mLである． ⑯（○）肺活量の値はその他年齢や性別によっても異なる． ⑰（○）窒素ガスはガス交換に使われない． ⑱（×）酸素分圧が高いとヘモグロビンは酸素と結合しやすくなる． ⑲（○）静脈血の P_{O_2} は約40 mmHgである． ⑳（×）二酸化炭素（CO_2）のほとんどは，赤血球に入り炭酸イオンとして血漿に溶解する．

第 9 章 消化器系

A 消化

　消化とは，取り入れた食物中に含まれる高分子の栄養素を消化運動や消化液により低分子の栄養素まで分解（消化）し，血管やリンパ管に吸収しやすい状態にすることをいう．吸収された栄養素は各臓器の細胞で代謝され，生命活動に使われる．栄養素の中心となるのが糖質（炭水化物），タンパク質，脂質の三大栄養素と副栄養素のビタミン，無機塩類（ミネラル）そして水分である．三大栄養素はすべてエネルギー源となるが，副栄養素はエネルギー源とはならず代謝の働きを助長するほか，浸透圧・pHの調節，体構成物質として働く．

　食べた食物には小さな分子（低分子）である栄養素が多数結合した状態（高分子）にあるので，そのままでは体内の細胞に吸収することができない．細胞に吸収されるためには，結合を解除し低分子にする必要がある．この作用を行うのが消化であり，それには食物を噛み砕いたり，運搬する機械的消化（消化運動）と消化酵素による化学的消化そして吸収がある．これらの消化は自律神経により調節され，交感神経は抑制的，副交感神経は促進的に働く．

B 消化器系

　消化器系は口腔・咽頭・食道・胃・小腸・大腸と肝臓・膵臓を含む臓器からなっている（図9-1）．消化運動には（消化管により異なるが）咀嚼運動，嚥下運動，蠕動運動，分節運動，振子運動がある（図9-2）．

　化学的消化は消化腺（外分泌腺）から分泌される消化液に含まれる消化酵素により行われる．消化腺には消化液を通す管（導管）があり，消化液は導管を通り消化管内に排出される．消化腺をもつ器官は，口腔にある唾液腺，胃にある胃腺，小腸にある腸腺そして膵臓にある膵腺がある（図9-3）．消化の始まりは口腔で，終わりは肛門である．口腔に入れた食物は，歯により噛み砕かれ唾液と混ざり合って，飲み込んだ食物は食道に入り蠕動運動により胃に入る．入った食物は胃液や胃の運動により粥状になり十二指腸に送られ，膵液や胆汁が加わり小腸の空腸・回腸に入る．ここでほとんどの高分子は低分子の栄養素に分解（消化）され，水分とともに約80％が毛細血管や毛細リンパ管に吸収される．吸収されなかった栄養素や消化できなかった食物は，大腸に送り込まれる．大腸で水分が吸収され，糞便となって肛門から排出される．

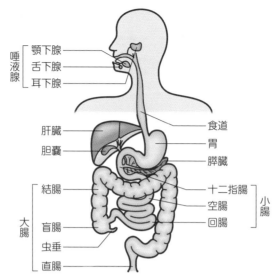

図 9-1　消化器系

消化器系で最も長いのは小腸で約 6～7 m あり，最も重いのは肝臓で約 1,200 g ある.

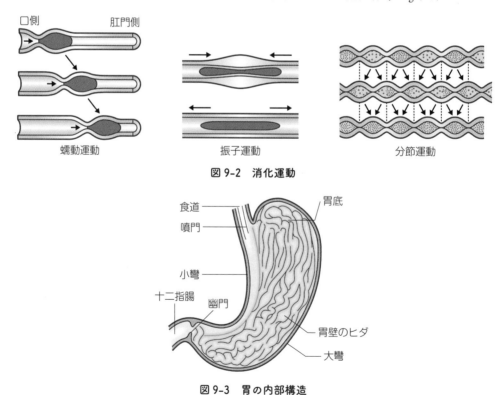

蠕動運動　　　　　　振子運動　　　　　　分節運動

図 9-2　消化運動

図 9-3　胃の内部構造

胃の内側を小彎，外側を大彎という．胃壁には多くのヒダが並び，ヒダには胃液を分泌
する胃腺の孔がある．胃の容量は約 1.5 L である．蠕動運動により食塊を十二指腸に送る．

❶ 口　腔

　口腔では咀嚼運動，嚥下運動そして唾液による糖質の分解がある．

a. 咀嚼運動（噛み砕く運動）

　咀嚼運動は食物を噛み砕く運動で，咀嚼筋・歯・舌などの協働作業により行われる．口腔内に食物が入り，咀嚼運動が行われると唾液が多量に分泌され，食物は食塊となり飲み込まれる．

b. 嚥下運動（飲み込む運動）

　咀嚼と唾液により噛み砕かれた食物を食塊として飲み込む運動を嚥下運動といい，随意運動（意識的）で行われる．食塊は咽頭から喉頭，そして食道へ送り込まれるが，このときは不随意運動（無意識的）で行われる．食塊を飲み込むとき，咽頭では軟口蓋がもち上がり鼻の入り口が閉じられて，喉頭では喉頭蓋が気管の方を閉じているので，鼻腔や気管の方へは行かない．しかし，大量に食物を口に入れたり，あわてて飲み込んだりすると食塊が気管へ入ることがある．このときは食塊を吐き出すために反射的に咳き込む．

c. 唾　液

　唾液は耳下腺，顎下腺，舌下腺の三大唾液腺から主に分泌される．唾液の成分には唾液アミラーゼ（プチアリン；糖質分解酵素），リゾチーム（殺菌作用），ムチン（粘膜保護作用）などが含まれている．唾液アミラーゼはデンプンを麦芽糖（マルトース）に分解する．唾液のpHは6〜7とほぼ中性で，分泌量は約1.5〜2.0 L/日である．また，唾液は咀嚼運動時のほか，においを嗅いだり，食物を見たりしたときなど，条件反射などにより分泌される．一方，交感神経を刺激したときは，副交感神経を刺激したときに比べ分泌量は少ないが，濃くて粘性の大きい唾液が分泌される．

❷ 食　道

　食道は全長約25 cmで気管の後方，脊柱の前方を通り，胃に続く．構造的に食道の入り口部分，気管支が分かれる部分，横隔膜を貫く部分の3ヵ所がくびれて狭くなっている（狭窄部位）．ときどき食塊がこれらの部位でつかえることがある．食道から胃に通じる部分を噴門といい，ここには括約筋があり普段は閉じており，胃に入った食塊が逆流しないように働いている．食塊がこの部位にくると自動的に開き，胃に送られる．

　暴飲暴食をしたり，脂肪が多く含まれる食物を食べたりすると胸焼けを感じる．これは噴門の括約筋が緩み，胃の内容物が胃液とともに食道に逆流するためで，胃液に含まれている胃酸（塩酸）により食道の表面が刺激されるからである（逆流性食道炎）．食道は食塊を胃に送る働きがある．

a. 消化運動

　食道では蠕動運動が行われ，食塊は胃に送られる．食道壁の筋層には自律神経が分布し運動を調節している．交感神経が興奮すると運動は抑制され，副交感神経が興奮すると促進される．この蠕動運動は不随意により行われるので，いったん飲み込まれた食塊は，身体を横にしても必ず胃の方向へ送られる．

b. 粘　液

　食道は食道腺（粘液腺）から粘液物質が分泌され食塊が通過しやすいようになっている．しかし，消化腺がないので消化酵素を含む消化液は分泌されない．

❸ 胃

　胃は食道に続き，左腹部の横隔膜の下にある．胃の入口の部分を噴門，左上に膨らんだ部分を胃底，胃全体を胃体，出口の部分を幽門という．胃は十二指腸に続く（**図9-3**）．胃では蠕動運動と胃液によるタンパク質の消化，アルコールの吸収が行われる．

a. 消化運動

　胃の筋肉層は縦走筋，斜走筋，輪状筋の3層の平滑筋から構成され，縦，斜め，横に収縮・弛緩

を繰り返すことで胃液と混ぜ合わされ，食塊を粥状にする．この運動は蠕動運動により行われ，徐々に内容物を小腸に送る．蠕動運動は，交感神経が興奮すると胃の緊張および運動が抑制され，副交感神経が刺激されると逆の反応が起こる．

b．胃液

胃液は胃腺（噴門腺・胃底腺・幽門腺）により分泌される（図9-4）．胃液の成分にはペプシン（タンパク質分解酵素），塩酸（胃酸；殺菌作用），ムチン（粘膜保護作用）などがある．噴門腺と幽門腺からムチンが分泌される．胃底腺は3つの細胞からなり，主細胞からペプシノーゲン（不活性型），副細胞からムチン，壁細胞から塩酸（胃酸）がそれぞれ分泌される．ペプシノーゲンは塩酸（胃酸）と反応し活性型のペプシンとなり，タンパク質をポリペプチドに分解する．胃酸は強酸であるが，ムチンにより胃壁は保護されている．また，幽門部ではアルカリ性に粘液を分泌する腺細胞があり，胃液で酸性になった食塊を十二指腸に送る前に中性にする．胃液の分泌量は交感神経が興奮すると減少し，副交感神経が刺激されると逆の反応が起こる．また，コーヒーや日本茶，少量のアルコールなどは胃液の分泌を促進

する．胃液のpHは強酸性（pH 1〜2）で，分泌量は約1.5〜2.5 L/日である．

c．吸収

アルコールは胃に分布する静脈血管に吸収されるが，水分や栄養素は吸収されない．吸収されたアルコールは肝臓に送られる．

❹ 小腸

小腸は胃に続く約6〜7 mの臓器で，十二指腸・空腸・回腸からなる．十二指腸は長さ25 cm（指を12本並べた長さ）ほどで，肝臓と胆嚢にある胆汁を通す総胆管と膵臓で分泌された膵液を通す膵管が十二指腸に開口している．空腸と回腸は長さ約6 mほどで，そのうち約2/5は空腸，約3/5は回腸である．回腸は大腸に続く．小腸の運動は蠕動運動・振子運動・分節運動と消化腺は十二指腸腺と腸腺がある．また，小腸ではほとんどの水分や栄養素が吸収される．

a．消化運動

小腸は蠕動運動・分節運動・振子運動の3つの運動がある．蠕動運動により内容物を大腸に移送する．分節運動により食塊の分解や栄養素の吸収が促進される．振子運動は分節運動によく似ているが，縦方向に収縮・弛緩を繰り返す運動なので，食塊などの内容物と消化液の混和に役立っている．

b．腸液

腸液は十二指腸にある十二指腸腺と空腸・回腸にある腸腺から分泌される．十二指腸腺は，主に炭酸水素ナトリウムを含む粘液を分泌し，粘膜の保護，腸内容物の中和を行う．この分泌液には消化酵素は含まれていない．腸腺から分泌される腸液の成分には，ペプチダーゼ（タンパク質分解酵素），マルターゼ・スクラーゼ・ラクターゼ（糖質分解酵素），などがある．ペプチダーゼはポリペプチドをアミノ酸に分解する．マルターゼは麦芽糖（マルトース）を2分子のブドウ糖（グル

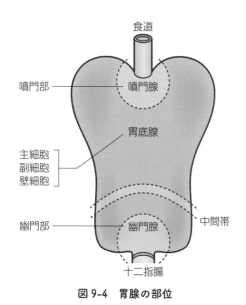

食道

噴門部 ——— 噴門腺

胃底腺

主細胞
副細胞
壁細胞

幽門部 ——— 幽門腺 ——— 中間帯

十二指腸

図 9-4　胃腺の部位

コース）に，スクラーゼはショ糖（スクロース）をブドウ糖と果糖（フルクトース）に，ラクターゼは乳糖（ラクトース）をブドウ糖とガラクトースにそれぞれ分解する．また，小腸では膵臓からくる膵液に含まれる消化酵素によりタンパク質，糖質そして脂質などが分解される．腸液の pH は 8 の強アルカリ性で，その分泌量は約 1.5〜3.0 L/日である．

c. 吸　収

小腸では栄養素や水分の吸収が行われる．詳しくは⑩栄養素の吸収（p.83）で説明する．

❺ 膵　臓

膵臓は胃の後壁に位置する長さ約 15 cm の器官で，十二指腸に接する膵頭，中間の膵体，脾臓に接する膵尾からなる（図9-5）．また，膵臓内部から十二指腸に入る膵管が出ている．膵臓には消化運動はないが，膵腺から分泌された膵液にはタンパク質分解酵素や脂肪分解酵素などが含まれている．

a. 消化運動

膵臓には消化運動はみられないが，消化ホルモン（表9-1）により膵液が分泌され，膵管を介して十二指腸に送り出される．

b. 膵　液

膵液は膵腺から分泌され，膵管を通り十二指腸に入り作用する．膵液の成分にはトリプシノーゲン・キモトリプシン・ペプチダーゼ（いずれもタンパク質分解酵素），アミロプシンまたは膵アミラーゼ（糖質分解酵素），ステアプシンまたは膵リパーゼ（脂質分解酵素）などがある．トリプシノーゲン（不活性型）はエンテロキナーゼ（酵素）と反応して活性型のトリプシンとなる．トリプシンやキモトリプシンはタンパク質をポリペプチドに，ペプチダーゼはポリペプチドをアミノ酸に分解する．アミロプシン（膵アミラーゼ）は，デンプンを麦芽糖（マルトース）に分解する．ステアプシン（膵リパーゼ）は，脂肪を脂肪酸とモノグリセリドに分解する．食塊が十二指腸に入ると同時に，十二指腸では消化ホルモンが血液中に分泌され，これが膵腺を刺激して膵液が膵管を通り十二指腸に分泌される．膵液は胃酸によって酸性に傾いた内容物を中和したり，胆嚢から出される胆汁（胆汁酸塩）の助けを借りたりして，小腸内での消化作用を円滑に行う．膵液の pH は約 8 の強アルカリ性で，分泌量は約 0.7 L/日である．

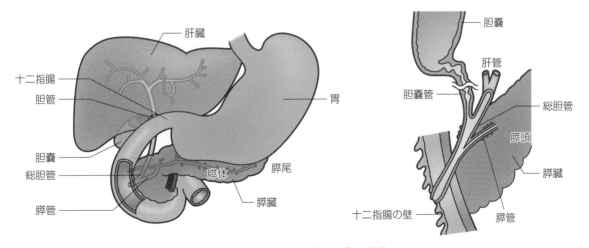

図 9-5　十二指腸・肝臓・胆嚢・膵臓
十二指腸には総胆管（胆管と肝管が合流した管）と膵管が合流して入り込んでいる．

表 9-1 消化運動・消化酵素

消化器	口腔	食道	胃	小腸	膵臓	大腸	肝臓
消化運動	咀嚼 嚥下	蠕動	蠕動	蠕動 分節 振子	—	蠕動	—
主な消化腺	唾液腺 (1) 耳下腺 (2) 顎下腺 (3) 舌下腺	なし	胃腺 (1) 噴門腺 (2) 胃底腺 (3) 幽門腺	腸腺 (1) 十二指腸腺 (2) 腸腺	膵腺	大腸腺	なし
糖質	プチアリン (アミラーゼ): デンプン⇒ デキストリン と麦芽糖	なし	なし	マルターゼ: 麦芽糖⇒2分子 ブドウ糖 スクラーゼ: ショ糖⇒ブドウ 糖と果糖 ラクターゼ: 乳糖⇒ブドウ糖 とガラクトース	アミロプシン (膵アミラーゼ): デンプン ⇒麦芽糖	なし	なし
タンパク質	—	なし	ペプシン: タンパク質 ⇒ポリペプチド	ペプチダーゼ ポリペプチド ⇒アミノ酸	トリプシン, キモトリプシン: タンパク質 ⇒ポリペプチド ペプチダーゼ ポリペプチド ⇒アミノ酸	なし	なし
脂質	なし	なし	—	リパーゼ: 脂肪⇒脂肪酸と モノグリセリド	ステアプシン (膵リパーゼ): 脂肪⇒脂肪酸 とモノグリセ リド	なし	なし
1日 分泌量	1.5〜2.0 L	—	1.5〜2.5 L	1.5〜3.0 L	0.7 L	—	—

ポリペプチド：アミノ酸が少数結合したもの.

❻大　腸

大腸は小腸の回腸に続く約1.5 mの消化管で，盲腸（虫垂を含む）・結腸（上行結腸・横行結腸・下行結腸・S状結腸）・直腸からなる．小腸の回腸と盲腸の間には回盲弁があり，食塊などが盲腸から回腸へ逆流するのを防いでいる（図9-6）．盲腸の先端にある虫垂はリンパ組織が集まっていて生体防御の働きをする．盲腸，結腸の外壁には結腸ひもという縦に走る3本のひも状の構造がある．これは結腸壁を縦走する平滑筋が厚くなったもので，外科手術の際に小腸と大腸を区別する目印となる．直腸は肛門に続く．大腸では蠕動運動と水分の吸収と糞便の形成が行われる．

a. 消化運動

大腸は蠕動運動により不要な物質を肛門に移送する．

b. 大腸液

大腸腺からアルカリ性の粘液（大腸液）が分泌されるが，消化酵素は含まれていない．この粘液が大腸の粘膜を保護するとともに，表面を滑らかにして，内容物の移送を円滑にする．

c. 吸　収

水分と無機塩類（電解質）を吸収する．しかし，電解質のうちカルシウム（Ca）は吸収されない．また，大腸菌の作用によりビタミンKが生成される．

d. 糞便・発酵・腐敗

大腸の上行結腸からS状結腸にかけて，小腸から送られてきた内容物の水分を徐々に吸収し，S状結腸で固形の糞便（便）を形成する．糞便には消化できなかった食物や小腸で吸収されなかった栄養素，少量の水分などが含まれている．また，大腸菌などの腸内細菌により糖質などを分解し，メタン，乳酸，酪酸などにする発酵や，タンパク質や脂肪を分解しガスを発生する腐敗が行われる．

e. 排　便

便は肛門から排泄される．肛門には無意識に働く内肛門括約筋と，意思により働く外肛門括約筋がある．内肛門括約筋（平滑筋）は自律神経支配の不随意筋であるのに対し，外肛門括約筋（骨格筋）は脊髄神経支配の随意筋である．また，直腸には自律神経（骨盤神経）が分布している．

●排便時

直腸に便がたまり直腸内圧が上昇すると，骨盤神経（感覚神経）が興奮し，仙髄にある排便中枢，大脳皮質の感覚野に伝わって便意を感じ

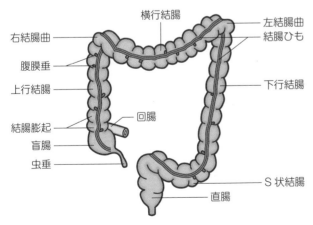
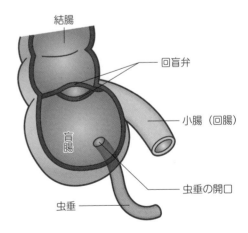

図9-6　大腸の構造と回盲部

回腸（小腸）と盲腸（大腸）の境に回盲弁があり，食塊が小腸へ逆流しないように防いでいる．盲腸の一部に虫垂があり免疫系の働きを担っている．

る．大脳からの排便を抑える指令がないと，排便反射により仙髄から骨盤神経（運動神経）が興奮し直腸の収縮・内肛門括約筋の弛緩，陰部神経（脊髄神経）による外肛門括約筋の弛緩により排便が行われる（**図9-7**）．

● 排便中止時

便意を感じたとき，大脳からの排便を抑える指令により下腹神経（交感神経）と陰部神経が働く．下腹神経により直腸の拡張と内肛門括約筋の収縮，陰部神経による外肛門括約筋の収縮が起き排便が中止される．

❼ 肝臓・胆嚢

肝臓は身体最大の臓器で，横隔膜の直下にあり重さは約1,200 g ある．肝臓では多量の血液が貯蔵されているので，身体の中では高温で，暗紫色をしている．

肝臓は，50万個の肝小葉（50万個の肝細胞からなる）から構成されている．肝臓は4葉からなり，肝鎌状間膜を境に大きな右葉と小さな左葉，そして両葉間の下に小さな方形葉と尾状葉がある．肝臓には門脈，固有肝動脈，肝静脈，神経，リンパ管，肝管などが出入りしている肝門がある（**図9-8**）．門脈は小腸と大腸の静脈および脾静脈の3つの血管が合流してつくられる．特に，小腸で吸収された栄養素などは門脈を通って肝臓に入る．門脈は肝臓内で枝分かれし，類様毛細血管となる．ここで吸収した一部の栄養素が代謝を受ける．この血管は中心静脈に集まり，肝静脈から肝臓を出て下大静脈に合流する．固有肝動脈は肝臓が働くための酸素や栄養素を補給している．肝臓から出る肝管は2本で，胆嚢から出る胆嚢管と合流して総胆管となり，十二指腸に開口する（**図9-5**）．また，肝臓は再生能力に優れた臓器で，肝臓の半分を切

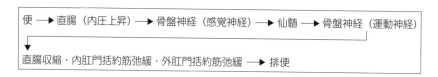

便 ─→ 直腸（内圧上昇）─→ 骨盤神経（感覚神経）─→ 仙髄 ─→ 骨盤神経（運動神経）

直腸収縮・内肛門括約筋弛緩・外肛門括約筋弛緩 ─→ 排便

図9-7 排便反射の反射弓

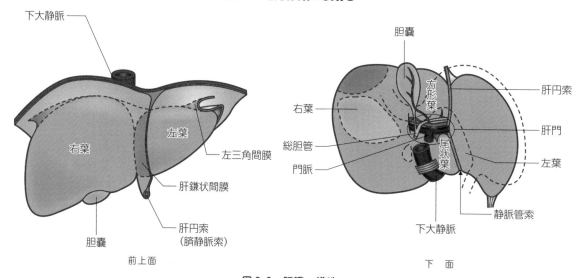

前上面

下面

図9-8 肝臓の構造

右葉は最も大きく，横隔膜の右下にあり，腹の上から触ることができる．

除しても 2 週間ほどで復元する.

　胆嚢は肝臓の右葉の下にあり，ナス形をしている.　肝臓で生成された胆汁は，胆嚢で貯蔵・濃縮される.　胆嚢は消化ホルモン（コレシストキニン）により収縮し，胆汁は必要に応じて胆嚢から胆嚢管→総胆管を通り十二指腸に送られる（**図 9-5, 8**）.

a.　肝臓の働き

代謝：代謝の中心である.　タンパク質代謝（アルブミン〔血漿タンパク質〕の生成），糖質代謝（グリコーゲン〔糖質〕の分解と合成），脂質代謝（コレステロール〔脂質〕の分解と合成），アルコール代謝（アルコールの分解など），肝臓にある種々の酵素により行われる.

　胆汁の産生：胆汁の大部分は肝臓の肝管から胆嚢管を通り胆嚢に入り濃縮される.　胆汁中の胆汁酸は脂肪分解酵素作用を助ける.

　解毒作用：血液中の有毒物質を無毒化する.

　尿素の合成：有毒なアンモニアを尿素に変換する（オルニチン回路による）.

　血液の貯蔵・破壊：循環血液の一部を貯蔵したり，寿命を迎えた血球をクッパー細胞（食細胞）により破壊したりする.

　血液凝固因子の産生：血液凝固因子であるフィブリノゲンやプロトロンビンなどを産生する.

b.　胆汁（胆汁酸塩）の働き

　胆汁は肝臓で産生され胆嚢に貯蔵される.　胆汁はアルカリ性を示し，成分には胆汁酸塩，胆汁色素（ビリルビン），脂質（コレステロールなど）がある.　胆汁酸塩の作用は脂肪の乳化作用，脂肪・脂溶性ビタミン・鉄・カルシウム（Ca）などの吸収促進作用，腸管内の腐敗と発酵を防止する作用などがある.

❽ 消化管ホルモン

　消化管ホルモンは主に胃や小腸から分泌され，消化運動や消化液の分泌を調整している.　その代表的なホルモンを**表 9-2** に示した.

❾ 消化酵素と消化運動のまとめ

　糖質・タンパク質・脂質に働く消化酵素を図 9-9 に示す.

❿ 栄養素の吸収

　消化作用により低分子化合物まで分解された栄養素や水，ビタミン，無機塩類（電解質）などは，小腸粘膜にある微絨毛の毛細血管や毛細リンパ管に吸収される（**図 9-10**）.

表 9-2　消化ホルモン

消化ホルモン	分泌部位	生理作用
ガストリン	胃の幽門部粘膜	塩酸分泌促進
エンテロガストロン	上部小腸粘膜	胃の運動・分泌の抑制
セクレチン	上部小腸粘膜	酵素の少ない膵液分泌の促進，胃・小腸・大腸の運動抑制
コレシストキニン（パンクレオチミン）	十二指腸粘膜	酵素の多い膵液分泌の促進，胆嚢収縮
ビリキニン	上部小腸粘膜	小腸絨毛運動の促進（小腸での吸収促進）
エンテロクリニン	小腸粘膜	小腸消化液の分泌促進
モチリン	上部小腸粘膜	胃の運動促進
ソマトスタチン	胃・十二指腸粘膜	消化管の運動・分泌抑制

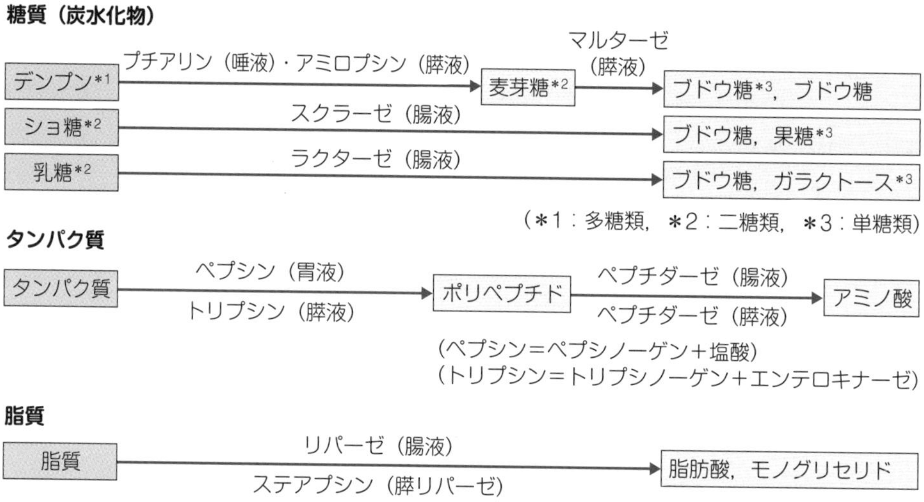

糖質（炭水化物）

| デンプン*1 | → プチアリン（唾液）・アミロプシン（膵液） → | 麦芽糖*2 | → マルターゼ（膵液） → | ブドウ糖*3，ブドウ糖 |

ブドウ糖*3，ブドウ糖

デンプン*1 ──プチアリン（唾液）・アミロプシン（膵液）──→ 麦芽糖*2 ──マルターゼ（膵液）──→ ブドウ糖*3，ブドウ糖

ショ糖*2 ──スクラーゼ（腸液）──→ ブドウ糖，果糖*3

乳糖*2 ──ラクターゼ（腸液）──→ ブドウ糖，ガラクトース*3

（*1：多糖類，*2：二糖類，*3：単糖類）

タンパク質

タンパク質 ──ペプシン（胃液）／トリプシン（膵液）──→ ポリペプチド ──ペプチダーゼ（腸液）／ペプチダーゼ（膵液）──→ アミノ酸

（ペプシン＝ペプシノーゲン＋塩酸）
（トリプシン＝トリプシノーゲン＋エンテロキナーゼ）

脂質

脂質 ──リパーゼ（腸液）／ステアプシン（膵リパーゼ）──→ 脂肪酸，モノグリセリド

図 9-9　消化酵素の働き

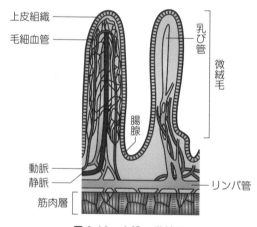

上皮組織
毛細血管
乳び管
微絨毛
腸腺
動脈
静脈
リンパ管
筋肉層

図 9-10　小腸の微絨毛

小腸の内表面には，多数の微絨毛があり，腸内の吸収面積を大きくしている．微絨毛の内側には毛細血管やリンパ管があり，栄養素などはここで吸収される．

a. 毛細血管への吸収

　タンパク質の低分子（アミノ酸），糖質の低分子（ブドウ糖など），水分，水溶性ビタミン（ビタミンB群，Cなど），電解質（Na，K，Ca，Feなどのイオン）などは小腸の微絨毛の毛細血管に吸収される．吸収された栄養素などは，肝臓→肝静脈→下大静脈→心臓の右心房に送り込まれる（図 9-11）．

b. 毛細リンパ管への吸収

　脂肪酸とモノグリセリドは絨毛内で再び結合して脂肪粒になる．脂肪粒や脂溶性ビタミン（ビタミンA，D，E，Kなど）などは小腸の微絨毛の毛細リンパ管（乳び管）に吸収される．吸収された栄養素は乳び管→胸管（リンパ管の本管）→左鎖骨下静脈→上大静脈→心臓の右心房に送り込まれる（図 9-11）．

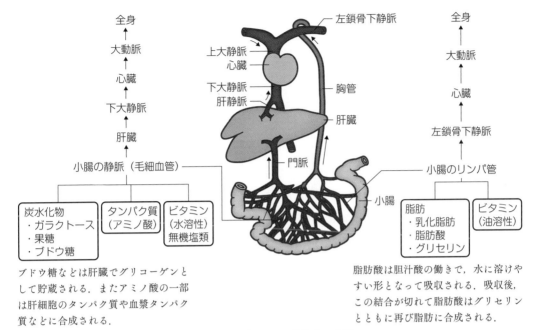

全身

大動脈

心臓

下大静脈

肝臓

小腸の静脈（毛細血管）

左鎖骨下静脈

上大静脈
心臓

下大静脈
肝静脈

胸管

肝臓

門脈

小腸

小腸のリンパ管

全身

大動脈

心臓

左鎖骨下静脈

炭水化物 ・ガラクトース ・果糖 ・ブドウ糖	タンパク質 （アミノ酸）	ビタミン （水溶性） 無機塩類

ブドウ糖などは肝臓でグリコーゲンと
して貯蔵される．またアミノ酸の一部
は肝細胞のタンパク質や血漿タンパク
質などに合成される．

脂肪 ・乳化脂肪 ・脂肪酸 ・グリセリン	ビタミン （油溶性）

脂肪酸は胆汁酸の働きで，水に溶けや
すい形となって吸収される．吸収後，
この結合が切れて脂肪酸はグリセリン
とともに再び脂肪に合成される．

図 9-11　吸収された栄養素の経路

炭水化物・タンパク質・水溶性ビタミン・無機塩類は小腸柔突起の毛細血管に，脂肪や脂溶性ビタミンはリンパ管にそれぞ
れ吸収される．

問題 正しいものに○，誤っているものに×をつけてみよう！

① 消化液は導管を通って消化管に排出される （　　　）

② 消化器系で最も長いのは大腸である （　　　）

③ 口腔の消化運動は蠕動運動である （　　　）

④ 三大唾液腺に耳下腺がある （　　　）

⑤ 唾液アミラーゼはデンプンを麦芽糖に分解する （　　　）

⑥ 食道は気管の前を通る （　　　）

⑦ 胃の入り口の部分を幽門，出口の部分を噴門という （　　　）

⑧ ペプシンは胃腺から分泌されるタンパク質分解酵素である （　　　）

⑨ アルコールや水分は胃で吸収される （　　　）

⑩ 小腸の始まりは十二指腸である （　　　）

⑪ 小腸の消化運動は蠕動運動と振子運動の2つである （　　　）

⑫ ラクターゼは腸液に含まれる乳糖分解酵素である （　　　）

⑬ ペプチダーゼはタンパク質分解酵素である （　　　）

⑭ 膵リパーゼは脂肪を脂肪酸とモノグリセリドに分解する （　　　）

⑮ すべての栄養素は小腸柔突起の毛細血管に吸収される （　　　）

⑯ 大腸液にはタンパク質および糖質分解酵素が含まれている （　　　）

⑰ 糞便は主にS状結腸でつくられる （　　　）

⑱ 排便反射に延髄が関与している （　　　）

⑲ 肝臓は横隔膜の下にあり，代謝を中心に働いている （　　　）

⑳ 胆汁は胆嚢で生成され，脂肪を分解する働きがある （　　　）

【答】　①（○）消化腺から分泌される消化液に消化酵素が含まれている．　②（×）最も長いのは小腸で約6〜7mある．　③（×）口腔の消化運動は主に咀嚼運動である．　④（○）三大唾液腺は耳下腺・顎下腺・舌下腺である．⑤（○）唾液アミラーゼはプチアリンとも呼ばれている．　⑥（×）食道は気管の後方，脊柱の前方を通り，胃に続く．　⑦（×）胃の入り口の部分を噴門，出口の部分を幽門という．　⑧（○）ペプシンはタンパク質をポリペプチドに分解する．　⑨（×）水分は吸収されない．水分は主に小腸で吸収される．　⑩（○）小腸は十二指腸・空腸・回腸と続く．　⑪（×）消化運動は蠕動運動，分節運動，振子運動の3つである．　⑫（○）腸液にはマルターゼやスクラーゼなどの糖質分解酵素がある．　⑬（○）ペプチダーゼはポリペプチドをアミノ酸に分解する．　⑭（○）ステアプシンは膵リパーゼとも呼ばれている．　⑮（×）脂肪や脂溶性ビタミンは小腸の微絨毛の毛細リンパ管に吸収される．　⑯（×）大腸液には消化酵素はない．　⑰（○）水分の吸収により糞便を形成する．　⑱（×）排便反射は無意識に行われ，その中枢は仙髄にある．　⑲（○）そのほかに解毒作用や血液凝固因子などを生成する．　⑳（×）胆汁は肝臓で生成され，脂肪を分解しやすいように乳化する．

栄養と代謝

A 栄養素

栄養素とは食物中に含まれている有機および無機化合物で，エネルギーを供給し身体の発育，生命，健康の維持に必要な要素である．栄養素には糖質（炭水化物），脂質，タンパク質などがあり，これらは体内でエネルギーに変わる重要な物質で三大栄養素と呼ばれている．また，エネルギーには変換されないが，体内での酵素活性を助けたり，体液の調整を行うビタミンや無機塩類（電解質）などがあり，これらは副栄養素（または保全素）と呼ばれている．

❶ 糖質（炭水化物）

糖質は炭素（C）・水素（H）・酸素（O）の3元素からなる．糖質は栄養学的に単糖類，二糖類，多糖類が重要で，二糖類は単糖類が2つ，多糖類は単糖類が多数結合し構成されている．

単糖類：ブドウ糖（グルコース），果糖（フルクトース），ガラクトース．

二糖類：ショ糖（スクロース：ブドウ糖＋果糖），麦芽糖（マルトース：ブドウ糖＋ブドウ糖），乳糖（ラクトース：ブドウ糖＋ガラクトース）．

多糖類：デンプン（植物の貯蔵糖），グリコーゲン（動物の貯蔵糖），セルロース（植物の構成成分）．

❷ 脂質

脂質は炭素（C）・水素（H）・酸素（O）の3元素からなるが，糖質に比べると酸素の割合が少ない．

脂質には，中性脂肪・コレステロールなどがある．中性脂肪は脂肪酸とモノグリセリドの結合からなり，その割合は脂肪酸3に対してモノグリセリド1である．脂肪酸には飽和脂肪酸（動物脂肪に多い）と不飽和脂肪酸（植物脂肪に多い）がある．コレステロールは細胞膜の構成成分やステロイドホルモンの合成材料として重要である．

❸ タンパク質

タンパク質は，炭素（C）・水素（H）・酸素（O）・窒素（N）の4元素からなり，多数のアミノ酸が結合して構成されている．タンパク質は通常1万以上の分子量をもち，両性電解質で，窒素（N）を平均16％含んでいる．熱や化学物質などに弱く変性（性質を変えること）を起こす．タンパク質は酵素，ヘモグロビン，抗体，ホルモンなどの機能的な役割や体組織構造成分としての組織の支持物質となり，生体の構造的な役割をする．

❹ アミノ酸

アミノ酸は，分子内に塩基性のアミノ基（$-NH_2$）と酸性のカルボキシル基（$-COOH$）の両方をもつ両性電解質である．両性電解質は酸性溶液中では塩基，塩基性溶液中では酸性として作用する．

生体を構成するタンパク質に含まれるアミノ酸は約20種類ある．アミノ酸には体内で合成できないものがあり，食事から摂取しなければならない．これらのアミノ酸を必須アミノ酸といい（表10-1），成人では9種類，小児は10種類（アルギニンが加わる）ある．

❺ 核　酸

核酸は糖・塩基・リン酸3つの成分が結合してできている物質である．糖は五炭糖（炭素数が5つ）のリボースとデオキシリボース，塩基はプリン塩基（アデニンA，グアニンG）とピリミジン塩基（シトシンC，ウラシルU，チミンT）である．糖＋塩基＋リン酸が結合したものをヌクレオチドという．その種類にはDNA（デオキシリボ核酸），RNA（リボ核酸），ATP（アデノシン*三リン酸）などがある（表10-2）．

❻ ビタミン

ビタミンはエネルギー源とはならないが，酵素

---

*アデノシンはアデニン＋リボースからなる

の働きを助ける補酵素となり，代謝を円滑にする作用がある．ビタミンは体内では合成されにくいので不足すると欠乏症を引き起こす．

ビタミンには水に溶けやすい水溶性ビタミンと溶けにくい脂溶性ビタミンがある．水溶性ビタミンにはビタミンB群，ナイアシン，葉酸，ビタミンCがあり，脂溶性ビタミンにはビタミンA，D，E，Kなどがある（表10-3）．

B　栄養素の代謝

細胞内に入った栄養素は種々の酵素により分解・合成される．また，栄養素をエネルギーにするためには酸素が必要である．呼吸により得た酸素は，血液を介してミトコンドリア内に供給・貯蔵され，必要に応じて使われる．また，エネルギーの生成過程で生じた水（H_2O），二酸化炭素（CO_2），老廃物（尿素など）は血液中に放出され，CO_2 は呼吸により，余分な水や老廃物は腎臓から排泄される（図10-1）．

❶ アミノ酸・タンパク質の代謝

腸から吸収されたアミノ酸は細胞内では下記のように代謝される（図10-2）．

a. アミノ酸代謝

ATP（エネルギー）源となる．TCA回路（ク

表 10-1　必須アミノ酸

スレオニン，リジン，ヒスチジン，バリン，ロイシン，イソロイシン，フェニルアラニン，トリプトファン，メチオニン，アルギニン（小児のみ）

表 10-2　DNA・RNA・ATP の構成成分

	塩　基		糖 （五炭糖）	リン酸
	プリン塩基	ピリミジン塩基		
DNA	アデニン（A） グアニン（G）	チミン（T） シトシン（C）	デオキシリボース	1リン酸
RNA	アデニン（A） グアニン（G）	チミン（T） ウラシル（U）	リボース	1リン酸
ATP	アデニン（A）	－	リボース	3リン酸
	←──────────────────── ヌクレオチド ────────────────────→			

表 10-3　主なビタミンの働き

名　称 （化学名）	性　質	働　き	主な欠乏症
ビタミン A （レチナール, β カロチン）	脂溶性	感光色素ロドプシンの材料, 眼の機能保持	夜盲症, 角膜乾燥症
ビタミン B₁ （チアミン）	水溶性	糖代謝の促進	脚気, 多発神経炎, 腱反射消失
ビタミン B₂ （リボフラビン）	水溶性	三大栄養素の代謝促進	口角炎, 口内炎, 舌炎
ビタミン B₆ （ピリドキシン）	水溶性	アミノ酸代謝促進	皮膚炎, 貧血
ビタミン B₁₂ （シアノコバラミン）	水溶性	アミノ酸代謝・赤血球生成促進	悪性貧血（巨赤芽球性貧血）
ナイアシン （ニコチン酸）	水溶性	補酵素 NAD や NADP の成分	ペラグラ （皮膚炎, 下痢, 認知症の症状）
葉酸 （葉酸）	水溶性	アミノ酸代謝	悪性貧血（巨赤芽球性貧血）
ビタミン C （アスコルビン酸）	水溶性	血管・皮膚・粘膜などを強くする. 抗酸化作用（遺伝子や膜を傷害する活性酸素を抑制）	壊血病
ビタミン D （エルゴステロール）	脂溶性	小腸での Ca・P の吸収促進・骨形成促進	くる病, 骨軟化症
ビタミン E （トコフェロール）	脂溶性	抗酸化作用（遺伝子や膜を傷害する活性酸素を抑制）	溶血性貧血, 不妊症, 動脈硬化
ビタミン K （フェロキノン）	脂溶性	肝臓での血液凝固因子プロトロンビンの形成に関与	血液凝固障害 （出血しやすくなる）

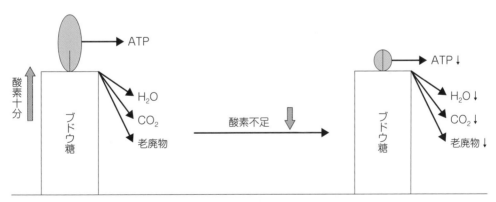

図 10-1　エネルギーの生成と酸素

たとえば, 図のようにロウソク（ブドウ糖）にマッチ（酸素）で火をつける. ロウソク（ブドウ糖）は炎を出し, 明るさや暖かさをつくる. これがエネルギー ATP である. ロウソク（ブドウ糖）が燃えている限り, 水（H_2O）, 二酸化炭素（CO_2）, 老廃物などが出る. しかし, 酸素が不足すると ATP は減少してくる.

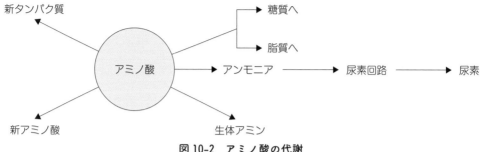

図 10-2　アミノ酸の代謝

エン酸回路）と電子伝達系により，多量の ATP が産生される．

DNA や RNA によりタンパク質が合成される．また，新たなアミノ酸となる．アミノ基転移酵素（GOT・GPT など）により新アミノ酸を生成する．

ドパミン，アドレナリン，ノルアドレナリなどのカテコールアミン（アミン）となる．アミノ酸の脱炭酸によりアミンが生じる．

糖や脂肪に転換される．アミノ酸の炭素骨格が糖になる糖原性アミノ酸や脂肪酸やケトン体になるケト原性アミノ酸がある．

アンモニア（NH_3）となる．アミノ酸のアミノ基（$-NH_2$）がミトコンドリア内で酵素により有害なアンモニアとなる．生じたアンモニアは肝臓の尿素回路（オルニチン回路）で無毒の尿素に，腎臓でアンモニアを，それぞれ尿中に排泄する．

b．タンパク質代謝

タンパク質は細胞内で DNA や RNA によりアミノ酸からタンパク質が合成される．主な働きには構造的役割と機能的役割がある．

　構造的役割：コラーゲン（骨，軟骨，結合組織，腱），エラスチン（結合組織，腱），ケラチン（皮膚，毛，爪）などがある．

　機能的役割：酵素（タンパク質からなる）・ホルモン（アミン型ホルモン・ポリペプチドホルモン）・抗体（γ-グロブリン）・物質運搬作用成分（ヘモグロビン（酸素運搬）・トランスフェリン（鉄運搬），リポタンパク質（脂肪運搬））などがある．

また，タンパク質はアミノ酸に分解され，ATP が産生される．1 g のタンパク質を分解すると 4 kcal の熱量が発生する．

❷ 糖質の代謝（図 10-3）

糖質は最も重要なエネルギー源である．腸から吸収された糖質（単糖類）は肝臓でグリコーゲン（多糖類）に合成・貯蔵・分解される．

エネルギーへの変換は主にミトコンドリア内の TCA 回路（クエン酸回路：酸化系），電子伝達系で行われるが，細胞質内（解糖系）でも行われる．1 g の糖質を分解すると 4 kcal の熱量が発生する．

a．解糖系

ブドウ糖を無酸素でピルビン酸あるいは乳酸にする過程で，細胞質内で行われる．1 分子のブドウ糖から 2 分子の ATP を産生する．また，1 分子の NADH（補酵素）を産生する．

b．酸化系（クエン酸回路）

解糖でできたピルビン酸を有酸素で二酸化炭素（CO_2）と水素（H_2）にする過程で，ミトコンドリア内で行われる．

アセチル CoA はオキサロ酢酸と結合して，クエン酸→ケトグルタル酸→コハク酸→フマル酸→オキサロ酢酸となる．1 分子のブドウ糖から 2 分子の ATP を産生する．また，1 分子の NADH（ニコチンアミドアデニンジヌクレオチド；補酵素）と $FADH_2$（還元フラビンアデニンジヌクレオチド；補酵素）を産生する．

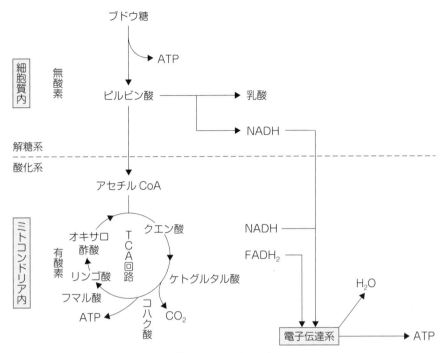

図 10-3　糖質の代謝

図中の点線より上が解糖で細胞質内の反応，下は酸化（クエン酸回路）系でミトコンドリア内の反応を示す．ブドウ糖は酵素によりピルビン酸まで分解され，ミトコンドリア内に酸素が十分あるとミトコンドリア内に入る．ピルビン酸はアセチルCoA となりクエン酸回路（TCA 回路）に入り，電子伝達系を介して多量の ATP を生成する．しかし，ミトコンドリア内の酸素が不十分だと細胞質内でピルビン酸は乳酸となる．1 分子のブドウ糖は細胞質内では 2 分子の ATP が産生されるが，ミトコンドリア内では 36～38 分子の ATP が産生される．

c．電子伝達系

　解糖やクエン酸回路（TCA 回路）で生じた補酵素 NADH や $FADH_2$ など ATP にする過程で，ミトコンドリア内で行われる．1 分子のブドウ糖から 38 分子の ATP を産生する．

❸ 脂質の代謝（図 10-4）

　腸で吸収された脂肪は細胞内で脂肪酸とモノグリセリドに分解され，モノグリセリドはさらに脂肪酸とグリセリン（グリセロール）に分解される．脂肪酸は TCA 回路や電子伝達系に入りエネルギーに変換され，グリセリンは解糖系に入りTCA 回路を介してエネルギーに変換される．1 gの脂肪が分解することで 9 kcal の熱量が発生する．

❹ コレステロールの代謝（図 10-5）

　コレステロールは脂質に属する．細胞膜や胆汁の成分として重要である．また，ステロイドホルモン（性ホルモン，副腎皮質ホルモン）やビタミン D の成分となる．

　コレステロールには肝臓でアセチル CoA から合成される内因性コレステロールと，食物から摂取する外因性コレステロールがある．内因性コレステロールは大部分が肝臓で合成されるが，一部は副腎，卵巣，精巣でもつくられる．

a．リポタンパク質

　リポタンパク質とは血液中のコレステロールや中性脂肪（トリグリセリド）などの脂質がタンパク質と結合する「タンパク質-脂質複合体」をいう．比重の違いにより軽いキロミクロン（または

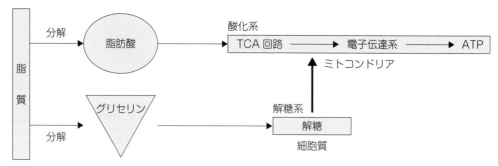

図 10-4　脂質の代謝

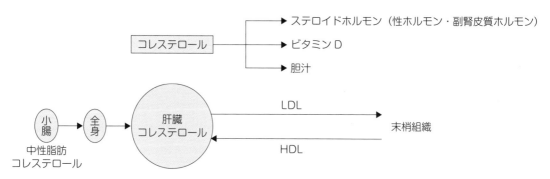

図 10-5　コレステロールの代謝

カイロミクロン），VLDL（超低比重リポタンパ
ク質），LDL（低比重リポタンパク質），HDL
（高比重質リポタンパク質）に分類される．

b. コレステロールと中性脂肪の運搬

コレステロールと中性脂肪は下記に示すように
リポタンパク質として運ばれる（図 10-5）．

キロミクロン：小腸で吸収して中性脂肪を全身
組織に運搬する．

VLDL：中性脂肪を末梢組織に運搬する．

LDL：肝臓でつくられた内因性コレステロー
ルや小腸で吸収された外因性コレステロールを
末梢組織に運搬する．

HDL：末梢組織の余ったコレステロールを肝
臓に運搬する．

c. 善玉コレステロールと悪玉コレステロール

HDL や LDL は組織に必要なコレステロールを
全身に運ぶ重要な役割をもっている．HDL は末梢
組織などにある余分なコレステロールを肝臓に運び

肝臓内で分解され，ステロイドホルモンやビタミン
D の成分とするので，善玉コレステロールと呼ばれ
ている．一方，LDL は全身の末梢組織にコレステ
ロールを運搬するが，余分なコレステロールを末
梢組織や末梢血管に蓄積する．これが原因で動脈
硬化，心筋梗塞，脳梗塞などを引き起こす可能性
があるので，悪玉コレステロールと呼ばれている．

❺ 核酸の代謝

核酸代謝は核酸分解酵素（ヌクレアーゼ）によ
りヌクレオチド→ヌクレオシド→遊離塩基に分解
される．ヌクレオチドは糖・塩基・リン酸，ヌク
レオシドは糖・塩基をいう．塩基はさらに分解さ
れる．ピリミジン塩基は水溶性の β-アラニンや
β-アミノイソ酪酸，CO_2 となり排泄される．プ
リン塩基は尿酸となり排泄される．しかし，尿酸
は難溶性のため過剰に血液中にたまると，関節内
で結晶をつくり痛風の原因となることがある．

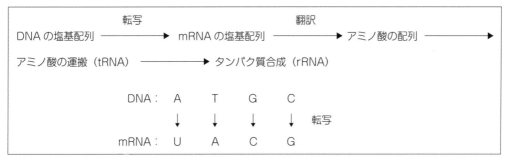

図 10-6　核酸とタンパク質の合成

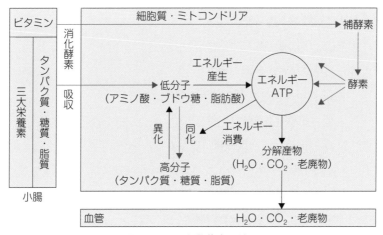

図 10-7　三大栄養素の流れ

C 核酸とタンパク質の合成

遺伝子の本体は DNA で，2 本からなり（二重らせん構造），RNA は 1 本の構造からなっている．タンパク質を合成するには DNA と RNA との働きが必要である．

DNA がもつ 1 本の遺伝情報（塩基の配列）を核内で mRNA（伝令 RNA）に「転写」する．DNA-RNA の塩基はそれぞれ A-U，T-A，G-C，C-G と対応する．mRNA の塩基配列が決まると，塩基のうち 3 つの配列を「翻訳」し tRNA（運搬 RNA）に伝える．そして tRNA はアミノ酸を運搬し，rRNA（リボソーム RNA）上でタンパク質を合成する（図 10-6）．

D 三大栄養素の流れ

三大栄養素（タンパク質・糖質・脂質）は種々の消化酵素により低分子（アミノ酸・ブドウ糖・脂肪酸）まで消化（分解）され，主に小腸で吸収される．吸収された低分子は細胞内に入ると，① 細胞質内やミトコンドリア内でエネルギーに変換される．またその際に生じた水（H_2O），二酸化炭素（CO_2），老廃物などは血液中に排泄される．② 低分子の栄養素は高分子の栄養素としてに合成（同化）されたり，高分子は低分子に異化（分解）されたりする．この際，合成酵素や分解酵素，そしてエネルギーが必要となる（図 10-7）．

問題 正しいものに○，誤っているものに×をつけてみよう！

① 三大栄養素とは糖質，脂質，ビタミンである （　　　）

② ブドウ糖は単糖類である （　　　）

③ ショ糖は果糖＋ガラクトースからなる （　　　）

④ グリコーゲンは動物の貯蔵糖である （　　　）

⑤ コレステロールは二糖類である （　　　）

⑥ 中性脂肪は脂肪酸とモノグリセリドからなる （　　　）

⑦ アミノ酸は，両性電解質である （　　　）

⑧ メチオニンは必須アミノ酸である （　　　）

⑨ ビタミン B_1 は口角炎の治療に有効である （　　　）

⑩ ビタミン C は抗酸化作用をもっている （　　　）

⑪ ビタミン D の欠乏により壊血病がみられる （　　　）

⑫ ビタミン K は肝臓でプロトロンビン（血液凝固因子）の形成に関与している （　　　）

⑬ 尿素は肝臓のオルニチン回路によりアンモニアに合成される （　　　）

⑭ 三大栄養素のうち，糖質は主に解糖系より ATP が産生される （　　　）

⑮ 脂肪酸は酸化系によりエネルギーに変換される （　　　）

⑯ 飽和脂肪酸は植物脂肪に多い （　　　）

⑰ コレステロールは肝臓でホルモンに変わる （　　　）

⑱ LDL はコレステロールを肝臓に運ぶ （　　　）

⑲ DNA や RNA は核酸である （　　　）

⑳ ピリミジン塩基が分解されると尿酸となる （　　　）

【答】 ①（×）ビタミンは副栄養素で，三大栄養素は糖質，脂質，タンパク質である． ②（○）その他の単糖類に果糖やガラクトースがある． ③（×）ショ糖はブドウ糖＋果糖からなる二糖類である． ④（○）植物の貯蔵糖はデンプンである． ⑤（×）コレステロールは脂質である． ⑥（○）中性脂肪の割合は脂肪酸：モノグリセリド＝3：1である． ⑦（○）アミノ基（塩基性）とカルボキシル基（酸性）の両者をもつ． ⑧（○）必須アミノ酸は成人で9種類，小児では10種類とる必要がある． ⑨（×）ビタミン B_1 は脚気などの治療に有効である． ⑩（○）脂肪の酸化作用を抑制する． ⑪（×）くる病がみられる． ⑫（○）ビタミン K の欠乏により出血傾向がみられる． ⑬（×）オルニチン回路（尿素回路）はアンモニアを尿素にする． ⑭（×）三大栄養素はすべて TCA 回路などの酸化系より ATP が産生される． ⑮（○）グリセリンは解糖系に入り酸化系を介しエネルギーに変換される． ⑯（×）飽和脂肪酸は動物脂肪に多い． ⑰（○）ステロイドホルモンやビタミン D の成分となる． ⑱（×）LDL はコレステロールを末梢組織に運ぶ． ⑲（○）DNA や RNA の構造は糖＋塩基＋リン酸のヌクレオチである． ⑳（×）プリン塩基（アデニンとグアニン）が分解されると尿酸となる．

第11章 体温

体温は外気温に直接影響を受けることがない核心温（脳，心臓，内臓など）と受けやすい外殻温（皮膚）とに分けられ，核心温が本来の体温を示す．核心温は心臓の大動脈出口の血液温を体温の基本的な温度と考える．核心温を直接測定することは日常困難なので，間接的に測定されている．

A 体温の測定と変動

体温の測定部位は，①直腸温，②口腔温，③腋窩温，④鼓膜温などがある．また，測定部位により温度差があり，直腸温＞口腔温・鼓膜温＞腋窩温の順に高い．

体温は年齢により異なり，小児は成人に比べると高く，高齢になると体温は低い傾向にある．また，1日を通して夜間は低く，昼間は高く，その日内変動は0.6〜1.0℃/日である．

B 基礎体温

基礎体温は女性特有の体温で，月経周期に伴って変動する．基礎体温は朝，目覚めた直後の体温を測定する．月経から排卵までの期間は低体温，排卵後から次の月経までの期間は高体温を示す．

C 体温の産生と放射

体温を一定に保つためには，熱の産生量と放散量とのバランスが必要である（表11-1）．

熱の総産生量の約6割は骨格筋，続いて肝臓に多い．一方，熱の放散量の約4割は皮膚からの放射で，続いて空気への伝導・対流や発汗などの蒸発の順に多い（図11-1）．蒸発には不感蒸泄（無意識に皮膚や呼吸により蒸発する）や発汗などがある．

D 体温の調節

体温調節には体温調節中枢である間脳の視床下部，自律神経，内分泌系が関与し，熱の産生量と放射量のバランスを一定にし，体温を正常範囲内に保っている．

表11-1 1日の熱の産生量と放散量

産生量（kcal）		放散量（kcal）	
骨格筋	1,570	放 射	1,181
肝 臓	600	伝導と対流	833
呼吸筋	240	蒸 発	558
その他	290	その他	128
合 計	2,700	合 計	2,700

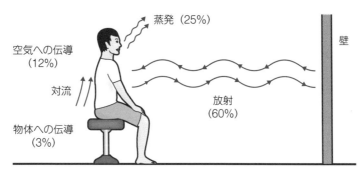

図11-1　体熱放散の割合
熱の放散は放射が最も多い．

❶ 外気温が低い場合

外気温が下がると，熱の放散を防ぎ，熱の産生を亢進する．すなわち，外気温の低下により血液温が下がると，体温中枢の視床下部が感知し，交感神経を通して立毛筋や皮膚の毛細血管を収縮させて体表からの放散量を抑制する．また，肝臓では副腎髄質からのアドレナリン，副腎皮質からの糖質コルチコイド，甲状腺からのサイロキシンの分泌により糖代謝が促進され熱産生量を増やす．さらに骨格筋の震えにより熱量が増量される．しかし，汗腺に分布している交感神経は，このときは働かないので発汗は起こらない（図11-2）.

❷ 外気温が高い場合

外気温が上がると，熱の放散を亢進し，熱の産生を抑制する．すなわち，外気温の上昇により血液温が上がると，体温中枢の視床下部が感知し，副交感神経の働きで皮膚の血管が拡張し，皮膚の血流量が増加して熱の放射量の促進と，発汗による蒸発が盛んになる．また，肝臓でのアドレナリン，糖質コルチコイド，サイロキシンの分泌量により糖代謝が抑制され熱産生量が下がる．しかし，立毛筋や皮膚の毛細血管分布している交感神経は，このときは働かないので熱がこもることはない（図11-2）.

E 体温異常

高体温には体温調節中枢（視床下部）の障害による発熱と放散障害によるうつ熱がある．

❶ 発　熱

細菌やウイルスなどの病原菌や脳障害により体温調節中枢にあるセットポイント（設定温度）が正常体温から高体温に移され，熱が異常に産生される（図11-3）．体温中枢にある設定温度が病原菌により正常温から42℃に上昇した場合，正常体温時で流れていた血液温は低いので，それを高めるため交感神経による皮膚血管の収縮，立毛，アドレナリンの分泌，ふるえなどの現象が起こる．このとき感じる特有の感覚が悪寒である．交感神経が働いているので心拍数も増加がみられるが，消化作用は低下する．血液温が42℃に達すると，悪寒現象は消える．

体温を上昇させる病原菌などが除かれると，体温中節中枢の設定感度は急激に低下して正常温に復活する．42℃から正常温に低下した場合，高体温時で流れていた血液温が高いので，副交感神経による皮膚血管の拡張や交感神経による発汗によ

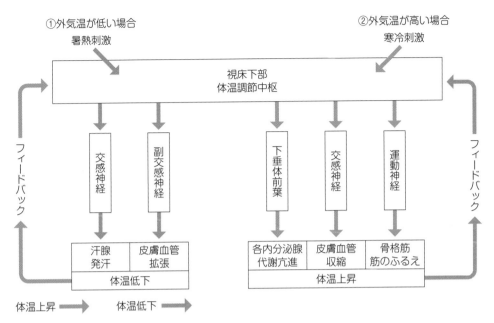

図 11-2　体温調節

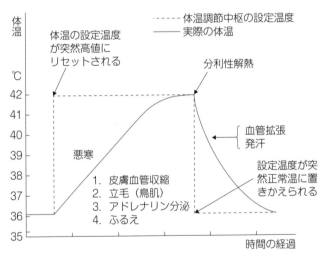

図 11-3　発熱の体温曲線

病原菌などの原因によりセットポイント（設定温度）が 42℃に移された場合，体温を上げるために 1～4 の現象が起こる．悪寒とは体がふるえること．病原菌などの原因が除かれると，設定温度が急激に下がり，体温を下げるため血管拡張や発汗が起きる．分利性解熱とは急激に解熱が起こった状態をいう．

り水分蒸発を盛んにし，体温を正常化させる．

❷ うつ熱

　外気温が高い室外に長時間いたり（日射病），高温と高湿度の室内にいたり（熱射病）すると，過剰に水分が放散され発汗がなくなり，熱が体内に蓄積されて体温が異常に高くなることをうつ熱という．日射病や熱射病以外に激しい運動を長時間行った場合でもみられる．

❸ 体温の上限・下限

体温が上昇したり下がったりすると，体内にある酵素の反応が低下し，機能障害が生じる．

a. 体温の上限

体温が直腸温で41℃以上に達すると脳細胞障害，43℃以上でうわ言，昏睡などの意識障害がみられ，42〜44℃になると生命に危険が生じる．

b. 体温の下限

体温が28〜32℃で体温調節中枢機能停止や心室細動（危険な不整脈）を生じ，24℃以下になると凍死状態となる．

F 発　汗

❶ 発汗を起こすもの

発汗を起こすには，発汗中枢，発汗神経，汗腺，血管（汗腺に分布する）の4つの存在が必要である．

a. 発汗中枢

間脳の視床下部にあり，左右対称に存在する．

b. 発汗神経

交感神経だけが分布し，神経から分泌される伝達物質はアセチルコリンである．そのため，この神経をコリン作動性交感神経と呼ぶ．

c. 汗　腺

アポクリン腺とエクリン腺がある．

アポクリン腺：大汗腺ともいい，分泌量が少なく思春期になって分泌が始まる．脂肪やタンパクなどの有機成分を多く含んでいるので，特有の臭気を発する（体臭）．体温調節には関与しない．

エクリン腺：小汗腺ともいい，体温調節に関与している．この腺は全身の皮膚に分布し，水分を多く含んでいるので薄い汗を出す．

d. 血　管

汗腺には多くの毛細血管が取り巻いて，血液の血漿成分の一部がろ過されて汗腺を通り体外に汗として排出される．

❷ 発汗の種類

発汗の種類には温熱性発汗，精神性発汗，味覚性発汗がある．

a. 温熱性発汗

外気温が高いときや筋肉運動時に体温が上昇するときに起こる．手掌や足底を除く全身に起こる．

b. 精神性発汗

精神感動や精神動揺により起こる．手掌，足底，腋窩だけに現れる．緊張時の「手に汗を握る」という表現は，この発汗によるものである．

c. 味覚性発汗

トウガラシなど刺激性食品を食べた場合，顔面に限局した発汗が現れる．

❸ 汗の成分

汗は血漿成分の一部が濾過されるので，汗の成分は血漿成分とよく似ている．しかし，濃度に大きな差があり，汗の方が血漿より全体的に濃度は低い．汗の主な成分は水，塩化ナトリウム，尿素，乳酸である．発汗量が少ない場合，水分と塩化ナトリウムの喪失は少ない．しかし発汗量が多い場合は，水分と塩化ナトリウムの喪失も多くなるので，そのため水分と塩分の両者の補給が必要となる（表11-2）．

表 11-2　汗の成分

成　分	割合（％）
水	98
塩化ナトリウム	0.648〜0.987
尿　素	0.086〜0.173
乳　酸	0.034〜0.107

問題 **正しいものに○，誤っているものに×をつけてみよう！**

① 核心温は外気温に直接影響を受けることがない （　　　）

② 腋窩温は口腔温より高く測定される （　　　）

③ 小児の体温は成人に比べると高い （　　　）

④ 体温は1日を通して夜間は低く，午後は高い （　　　）

⑤ 基礎体温は小児特有の体温である （　　　）

⑥ 体温を一定に保つためには，熱の放散量より産生量の多い方がよい （　　　）

⑦ 熱の総産生量で最も多いのは骨格筋である （　　　）

⑧ 熱の放散量で最も多いのは放射である （　　　）

⑨ 体温調節中枢は間脳の視床下部にある （　　　）

⑩ 体温が低いと，血管の拡張が起きる （　　　）

⑪ 体温が高いと，交感神経の働きは抑制される （　　　）

⑫ 発熱は体温調節中枢の障害，うつ熱は放散の障害による （　　　）

⑬ 体温の下限は24℃である （　　　）

⑭ 発汗中枢は延髄にある （　　　）

⑮ アポクリン腺は思春期になって分泌が始まる （　　　）

⑯ エクリン腺は体温調節に無関係である （　　　）

⑰ 発汗に関与する神経は交感神経である （　　　）

⑱ 温熱性発汗は手掌や足底に起こる （　　　）

⑲ 味覚性発汗は顔面に限局した発汗である （　　　）

⑳ 汗の主な成分に塩化カリウムがある （　　　）

【答】 ①（○）核心温は脳や心臓などの臓器の体温である． ②（×）腋窩温は口腔温より低い．直腸温＞口腔温・鼓膜温＞腋窩温の順に高い． ③（○）小児は成人に比べると高く，高齢になると体温は低い傾向にある． ④（○）日内変動は0.6〜1.0℃/日である． ⑤（×）基礎体温は女性特有の体温である． ⑥（×）熱の産生量と放散量が同量必要である． ⑦（○）骨格筋に続いて肝臓や呼吸筋が多い． ⑧（○）放射に続いて伝導と対流が多い． ⑨（○）視床下部により自律神経の働きやホルモン分泌を調節している． ⑩（×）血管の収縮が起きる． ⑪（×）交感神経の働きは促進される（汗腺を刺激する）． ⑫（○）発熱は病原菌や脳障害により，うつ熱は日射病や熱射病などによる． ⑬（×）体温の下限は28〜32℃である．24℃以下になると凍死状態になる． ⑭（×）発汗中枢は間脳の視床下部にある． ⑮（○）アポクリン腺から出る汗は「体臭」を発する． ⑯（×）体温調節に関係する． ⑰（○）交感神経からアセチルコリンが分泌される． ⑱（×）温熱性発汗は手掌や足底を除く全身に起こる． ⑲（○）味覚性発汗は刺激性食品を食べたときに出る． ⑳（×）塩化ナトリウムである．

第 12 章

泌尿器系

泌尿器系は腎臓，尿管，膀胱，尿道からなる．腎臓は腰の背側（第 11 胸椎～第 3 腰椎の高さ）に位置する左右 1 対の器官でソラマメ状の形をなしている（図 12-1）．腎臓の重さ（片腎）はおよそ 130 gで，内側面はやや陥没した腎門と呼ばれる部分がみられ，尿管，腎動脈・静脈，神経などが出入りしている．腎臓の表面は被膜で包まれ，薄い結合組織と脂肪組織の膜からなる（図 12-2）．腎臓内部は皮質・髄質・腎盂に区分される．左右の腎臓から出る尿管は，長さ約 30 cm の細い管で，膀胱へ別々に入る．膀胱壁の外側は伸縮性に富む平滑筋からなり，その内膜は粘膜で覆われている．膀胱は尿を一時的にためておく器官で，骨盤内にある．膀胱の容量は 500 mL ほどである．膀胱から 1 本の尿道が出て，その長さは男性約 18 cm，女性約 4 cm である．

A 腎単位（ネフロン）

腎単位（ネフロン）は糸球体・ボーマン嚢（糸球体嚢）・尿細管からなり，片腎に約 100 万個ある（図 12-3）．糸球体は腎動脈の枝分かれした血管の集まりで，それを囲んだ二重膜の糸球体嚢がある．糸球体と糸球体嚢を合わせて腎小体（マルピギー小体）といい（図 12-4），尿細管に続く．尿細管は，U 字状に皮質（近位尿細管）から髄質（ヘンレループ），そして再び皮質（遠位尿細管）に戻り，集合管に続く．集合管は多くの遠位尿細管を受け入れる管で，腎杯を通り腎盤（腎盂）に続く．

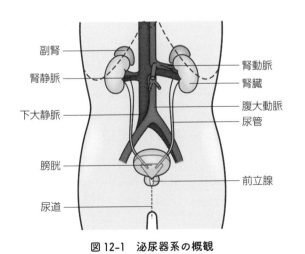

図 12-1　泌尿器系の概観

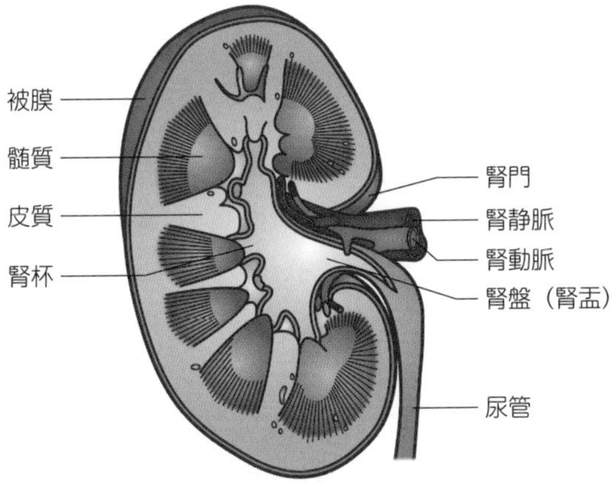

図 12-2　腎臓の縦断面

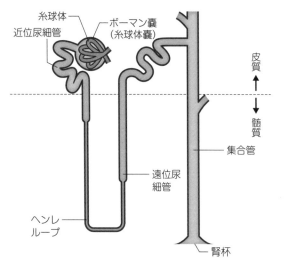

図12-3　腎単位（ネフロン）の構造

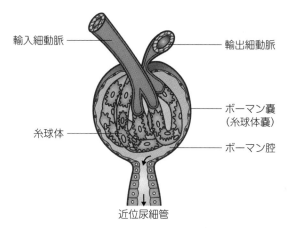

図12-4　腎小体（マルピギー小体）

❶ 腎臓の働き

腎臓の主な働きに，①物質代謝の分解産物や体内の有毒物質を尿として排泄する，②pHを一定に維持する，③余分な水分を排泄して体液量を一定に保つ，④造血作用（エリスロポエチンを分泌し，赤血球の生成を促進する）や血圧上昇作用（レニンを分泌し，アンジオテンシンⅡを生成し血管を収縮させる），⑤ビタミンDを活性化する，などがある．

❷ 尿の生成

腎臓では，血液中に含まれている老廃物を尿として排泄する作用がある（図12-5，表12-1）．尿は濾過・再吸収・分泌の仕組みにより行われる．

a. 濾　過

糸球体で血液の血漿成分が濾過され，これが原尿となる．腎臓には毎分800～1000 mLの血液が送り込まれ，そのうち110 mLが濾過される．これが原尿となり，1日約160 Lが生成される．

水，ブドウ糖やアミノ酸，ナトリウムイオン（Na^+）やカリウムイオン（K^+）など無機塩類（電解質），尿素などは濾過されるが，タンパク質や血球成分は濾過されない．

b. 再吸収

濾過された原尿の大部分が尿細管や集合管で血管に再吸収される．そのうち水分は約99％，ブドウ糖やアミノ酸は100％，わずかな尿素などが再吸収される．また，Na^+，K^+，水素イオン（H^+）などの無機塩類（電解質）なども選択的に再吸収される．原尿の約160 L/日は尿細管や集合管で約99％が再吸収されるので，残る約1％（1.6 L）が1日の尿量となる．

c. 分　泌

血液中の尿酸，クレアチニン，アンモニア（NH_3）などの老廃物やK^+，H^+などの無機塩類（電解質）は尿細管や集合管から分泌され，尿中に排泄される．

d. 腎臓に働くホルモン

腎臓は，下垂体後葉ホルモン，副腎皮質ホルモン，ANP（atrial natriuretic peptide；心房性ナトリウム利尿ペプチド），レニンなどにより尿量，血圧が調節されている．下垂体後葉ホルモン（バソプレシン〔抗利尿ホルモン antidiuretic hormone；

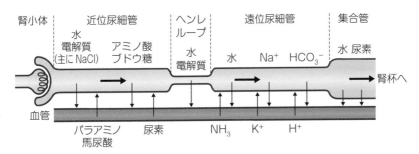

図 12-5　ネフロンの働き

表 12-1　ネフロンの働き

	近位尿細管	ヘンレループ	遠位尿細管	集合管
再吸収	原尿の水分 75%，ブドウ糖・アミノ酸 100%，Na^+，K^+，Ca^{2+}，HCO_3^-，など	原尿の水分 15%，Na^+，K^+，Ca^+，HCO_3^-，など 10〜35%	原尿の水分 5%，Na^+，HCO_3^-，Ca^{2+} など	原尿の水分 4%，尿素，Na^+ など
分　泌	H^+，尿酸，パラアミノ馬尿酸	—	K^+，H^+，NH_3	K^+，H^+
腎臓に働くホルモン	—	—	バソプレシン，アルドステロン，パラソルモン	バソプレシン，アルドステロン，ANP

ADH〕）は，遠位尿細管や集合管に働き血管への水分の再吸収を促進するので尿量は減少する．また，浸透圧の上昇を防いでいる．副腎皮質ホルモン（アルドステロン〔電解質コルチコイド〕）は遠位尿細管と集合管に働き，Na^+ の血管への再吸収と K^+ の排泄を促進するので尿量は減少する．このホルモンは血管収縮作用があるので，血圧を上昇させる働きもある．心房から分泌されるANP は集合管に働き，Na^+ の再吸収を抑制するので尿量が増加する．腎臓に送られる血液が減ると，糸球体に入る毛細血管からレニンという酵素が分泌され，血液中のアンジオテンシノーゲンというタンパク質に作用すると，アンジオテンシン II に変わり血管を収縮し，血圧を上昇させる．

　そのほかに，上皮小体から分泌されるパラソルモンは遠位尿細管に働き，カルシウムイオン（Ca^+）の再吸収を促進するので，血液中の Ca^+ 濃度を上昇させる．甲状腺から分泌されるカルシ

トニンは尿細管へ Ca^+ の排泄を促進するので，血液中の Ca^+ 濃度を低下させる．

C　排　尿

　膀胱の容量は成人で約 500 mL であるが，個人差が大きい．

a.　排尿時

　膀胱に尿が 150〜250 mL たまり膀胱内圧が上昇すると，骨盤神経（感覚神経）が興奮し，仙髄にある排尿中枢そして大脳皮質の感覚野に伝わり尿意を感じる．大脳からの排尿を抑える指令がないと，排尿反射により仙髄から骨盤神経（運動神経）が興奮し，膀胱の収縮・内尿道括約筋の弛緩，陰部神経（脊髄神経）による外尿道括約筋の弛緩により排尿が行われる．

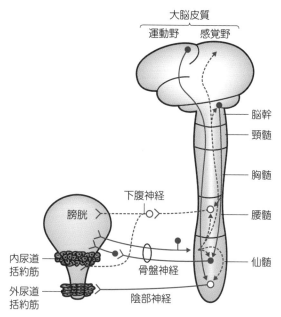

図12-6　排尿の反射経路

膀胱（尿充満）→ 骨盤神経（感覚神経）→ 反射中枢（仙髄）→
骨盤神経（運動神経）→ 膀胱収縮・内尿道括約筋弛緩・外尿道括約筋弛緩 → 排尿

図12-7　排尿反射経路

b. 排尿中止時

　尿意を感じたとき，大脳からの排尿を抑える指令により下腹神経（交感神経）と陰部神経が働く．下腹神経により膀胱の拡張と内尿道括約筋の収縮そして陰部神経による外尿道括約筋の収縮が起き排尿が中止される．

　尿の回数は1日5〜7回で，1回に300〜400 mLを排泄する．1日の尿量は1.5〜2.5 Lである．

c. 排尿反射

　排尿の反射中枢は仙髄，神経は副交感神経（骨盤神経の感覚・運動神経），筋は膀胱筋，内尿道括約筋，外尿道括約筋が関与している（**図12-6**）．

　排尿反射経路は（**図12-7**）に示すとおりである．

d. 排尿障害

　排尿障害は腎障害，ホルモン疾患（糖尿病など），前立腺炎，神経障害などにより起こる．閉尿は尿がでない状態で，尿路結石や前立腺肥大などにみられる．無尿は50〜100 mL/日以下の尿量で腎臓炎の初期にみられる．多尿は3,000 mL/日以上で，腎臓病，糖尿病などにみられる．乏尿は400 mL/日以下で，腎臓腎炎などでみられる．尿失禁は不随意に尿をもらすことをいう．乳幼児の尿失禁は異常ではなく，大脳の排尿反射の抑制が未発達のために起こる．成人の尿失禁は脊髄神経障害，脳障害，尿道障害などが原因である．そのほかに腹圧性尿失禁（咳をしたり，笑ったときにもれる）と切迫性尿失禁（トイレに間に合わないときにもれるなど）がある．

　回数の障害として，排尿回数が1日に10回以上の頻尿，排尿回数が1日5回以下の希尿などがある．

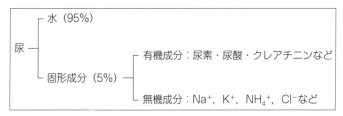

図 12-8　尿の成分

D　尿の成分と性質

　尿の成分は水 95% と固形物 5% からなる。固形物の成分には尿素・尿酸・クレアチニン，Na^+ などの電解質がある（**図 12-8**）。尿の色調は淡黄色で，その色はウロビリンやウロクロムによる。pH は弱酸性（pH 5〜7）であるが，食事の内容により変化し，野菜を食べるとアルカリ性に，肉を食べると酸性となる。比重は 1.012〜1.025 で血漿の比重より低く，この範囲で常に変動する。

a.　異常尿

　タンパク尿：尿中にタンパク質（特にアルブミン）が含まれている。腎臓病などでみられる。

　糖尿：尿中にブドウ糖が含まれている。糖尿病などでみられる。

　血尿：尿中に主に赤血球が含まれている。腎臓病や尿路の病気でみられる。

問題 正しいものに○，誤っているものに×をつけてみよう！

① 腎臓でつくられた尿は，尿道を通り膀胱へ送られる （　　　）

② 腎臓は腰の背側に位置する （　　　）

③ 腎は1つの臓器である （　　　）

④ 膀胱は平滑筋からなる （　　　）

⑤ 尿道の長さは男性より女性の方が長い （　　　）

⑥ 腎臓の働きに造血作用がある （　　　）

⑦ 糸球体と糸球体嚢を合わせてネフロンという （　　　）

⑧ マルピギー小体は腎小体のことである （　　　）

⑨ 尿細管はヘンレループ，近位尿細管，遠位尿細管と続く （　　　）

⑩ 糸球体でタンパク質は濾過されない （　　　）

⑪ 原尿の約1％が尿となる （　　　）

⑫ アンモニアは尿細管で再吸収される （　　　）

⑬ 尿酸は集合管で分泌される （　　　）

⑭ 尿量を減少するホルモンにバソプレシンがある （　　　）

⑮ 膀胱に尿が200 mLたまると尿意を感じる （　　　）

⑯ 排尿反射中枢は仙髄にある （　　　）

⑰ 排尿は交感神経を興奮させ膀胱を収縮させて行われる （　　　）

⑱ 尿の固形成分に尿素がある （　　　）

⑲ 正常の尿中にタンパク質が認められる （　　　）

⑳ 尿のpHは弱アルカリ性である （　　　）

【答】　①（×）尿は尿管から膀胱へ送られる．　②（○）腎臓は第11胸椎〜第3腰椎の高さにある．　③（×）腎臓は左右1対の臓器である．　④（○）伸展性に富んだ器官で平滑筋からなる．　⑤（×）尿道は男性約18 cm，女性約4 cmの長さである．　⑥（○）そのほかにpHの維持や血圧維持などがある．　⑦（×）腎小体と尿細管を合わせて腎単位（ネフロン）という．　⑧（○）腎小体は糸球体と糸球体嚢を合わせていう．　⑨（×）尿細管は近位尿細管，ヘンレループ，遠位尿細管と続く．　⑩（○）タンパク質，血球は濾過されない．　⑪（○）原尿の約99％が尿細管や集合管で血管に再吸収される．　⑫（×）アンモニアは遠位尿細管で分泌される．　⑬（×）尿酸は尿細管で分泌される．　⑭（○）アルドステロンも同様に尿量を減らす．　⑮（○）尿意は大脳皮質の感覚野で感じる．　⑯（○）膀胱に尿が蓄積されると排尿反射中枢が働く．　⑰（×）排尿に関係する神経は副交感神経（骨盤神経）である．　⑱（○）尿の固形成分には尿酸やクレアチニンなども含まれている．　⑲（×）異常である．尿中にブドウ糖や赤血球もあれば異常である．　⑳（×）pHは5〜7の弱酸性である．

第13章 内分泌腺

A 内分泌系

身体を取り巻く外部環境が変化しても，身体の内部環境を一定に保つ仕組みが行われている．これをホメオスタシス（恒常性）といい，神経系や内分泌系などがその維持に重要な働きを行っている．神経系は身体の内外部環境にすばやく対応するが，持続性のないことが多い．一方，内分泌系から産生されるホルモンは，若干反応に時間がかかるが，持続性がある．内分泌腺には分泌したホルモンを通す管（導管）がないので，ホルモンはすべて血液中に放出され，特定の器官（標的器官）に運ばれてホルモン特有の作用が行われる．

内分泌腺には間脳の視床下部，下垂体，甲状腺，副甲状腺（上皮小体），副腎（髄質，皮質），膵臓（ランゲルハンス島），生殖腺（性腺）などがある（**図 13-1**）．

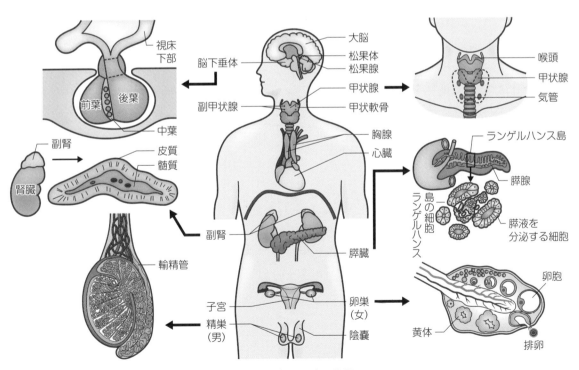

図 13-1 内分泌腺の位置

人体の主な内分泌腺に男女共通の下垂体，甲状腺，上皮小体，副腎，膵臓（膵島）がある．男性は精巣，女性は卵巣がある．

107

B ホルモン

❶ ホルモンの種類（化学構造）

ホルモンは化学構造上，アミン系，ポリペプチド系，ステロイド系の3種類に分けられる．

a. アミン型ホルモン

アミノ基をもつホルモンで，副腎髄質ホルモン，甲状腺ホルモン，メラトニンがある．

b. ペプチドホルモン

アミノ酸がいくつもつながったペプチドからなるホルモンで，視床下部ホルモン，下垂体ホルモン，上皮小体ホルモン，インスリン，グルカゴンがある．

c. ステロイドホルモン

ステロイド核をもつ脂肪の一種で，副腎皮質ホルモンや性ホルモンがある．

❷ ホルモン作用機序

血液中に放出されたホルモンは，そのホルモンの受容体をもつ細胞（標的細胞）とのみ反応する．受容体は細胞膜と細胞質・核内にあり，ホルモンの種類により異なる作用が行われる．

a. 細胞膜受容体：水溶性ホルモン（副腎髄質ホルモンとペプチドホルモンすべて）

これらのホルモンは水溶性のため細胞内を通過できず，細胞膜表面の受容体に結合する．結合すると，酵素（アデニル酸シクラーゼ）が活性化され細胞内のATPをサイクリックAMP（c-AMP）に変える．さらにc-AMPは酵素（プロテインキナーゼ）を活性化し，タンパク質をリン酸化タンパク質に変え，細胞特有の運動・分泌・代謝などの働きを発揮させる（図13-2）．その効果の発現は速い．

b. 細胞質・核内受容体：脂溶性ホルモン（甲状腺ホルモンとステロイドホルモン）

これらのホルモンは脂溶性のため細胞膜を通過することができる．細胞膜を通過し細胞質内・核にある受容体と結合し，ホルモン-受容体複合体を形成する．ホルモン-受容体複合体は，核に入り遺伝子DNAに作用する．ホルモン情報を得たDNAはその情報をmRNAに転写し細胞質内でタンパク質を合成する．このタンパク質が細胞特定の働きを発揮させる（図13-3）．脂溶性ホルモンは，DNAを介しタンパク質を合成し生理機能を発揮するため，その作用時間がかかる．しかし，その効果は長く持続する．

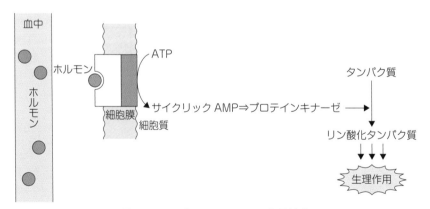

図13-2　ペプチドホルモンの作用機序

ホルモン→膜受容体結合→酵素（アデニル酸シクラーゼ）→サイクリックAMP（c-AMP）→プロテインキナーゼ→リン酸化タンパク質→生理作用

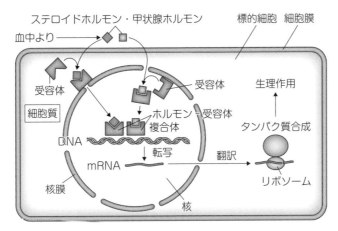

図 13-3　ステロイドホルモンの作用機序

❸ ホルモンの分泌調節

ホルモンの分泌量は，多すぎても少なすぎても身体の恒常性を維持することはできない．一定量を維持するために，フィードバック機構や自律神経系などによる調節が主に行われている．

a．フィードバック機構による調節

特に，甲状腺ホルモン，副腎皮質ホルモン，生殖腺（性腺）ホルモンなどが調節されている．血中のホルモン量が増加すると視床下部や下垂体前葉にフィードバックし，視床下部ホルモン，下垂体前葉から甲状腺刺激ホルモン（thyroid stimulating hormone：TSH），副腎皮質刺激ホルモン（adrenocorticotropic hormone：ACTH），性腺刺激ホルモン（follicle stimulating hormone：FSH, luteinizing hormone：LH）がそれぞれ分泌され，血中ホルモン量を一定になるように調節されている（図 13-4）．

フィードバック機構には負と正がある．通常は負のフィードバック機構によりホメオスタシス（恒常性）が維持されている．正のフィードバック機構は，女性の性周期に伴う排卵や分娩時に一時的に多量の女性ホルモンやオキシトシンなどが必要となるため発揮する．すなわち，正のフィードバック機構は，ホメオスタシスの維持ではな

く，排卵や分娩などのように瞬時に何かを成し遂げる必要があるときに機能する．

b．自律神経系による調節

特に，血糖値が調節される．血液中のブドウ糖値（血糖値）が低下すると，交感神経が働き副腎髄質を刺激する．副腎髄質からアドレナリンが分泌されグリコーゲンの分解を促進することにより血糖値を上昇させる．一方，血糖値が上昇すると，副交感神経が働き膵臓のランゲルハンス島の β（B）細胞を刺激する．β（B）細胞からインスリンが分泌され，血液中のブドウ糖を吸収し血糖値を低下させる．

C　内分泌腺の種類

❶ 視床下部

視床下部は間脳の一部である．視床下部から分泌されたホルモンは，血液を介し下垂体前葉を刺激し，下垂体からのホルモン分泌を調節している．その種類には7つあり，下垂体前葉のホルモン量を増加させる放出ホルモン5つと減少させる抑制ホルモンの2つがある（表 13-1）．

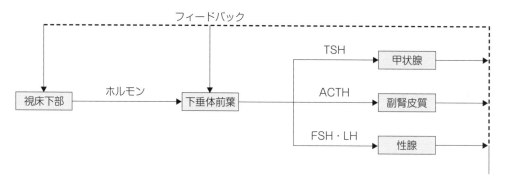

図13-4　フィードバック機構

表13-1　視床下部ホルモン

放出ホルモン	抑制ホルモン
・成長ホルモン放出ホルモン ・甲状腺刺激ホルモン放出ホルモン ・副腎皮質刺激ホルモン放出ホルモン ・卵胞刺激ホルモン放出ホルモン ・黄体形成ホルモン放出ホルモン	・成長ホルモン放出抑制ホルモン ・プロラクチン放出抑制ホルモン

❷ 下垂体

　下垂体は視床下部からぶらさがっている小指大の器官で，前葉・中葉・後葉に分けられる．下垂体前葉には下垂体門脈系と呼ばれる特殊な血管系がある．視床下部にある毛細血管が数本の静脈血管（下垂体門脈）となり前葉に達して，再びそこで毛細血管となる構造をいう．これにより，視床下部で分泌されたホルモンが下垂体前葉に入り，種々の下垂体前葉ホルモンの分泌を調節している．また，脳下垂体後葉は神経下垂体とも呼ばれている．視床下部にある神経核（視床上核，室傍核など）から神経細胞が後葉に分布し，その軸索の末端から分泌される物質が後葉ホルモンとして蓄積される．すなわち，後葉には腺細胞がなく，神経組織でできている．中葉からはメラニン細胞

刺激ホルモン（melanocyte stimulating hormone：MSH）が分泌されるが，分泌量はきわめて少ない．その作用は，皮膚などにあるメラニン細胞を刺激しメラニン（黒色色素）の合成を促進し，体色を黒くする．

a. 下垂体前葉

　前葉からは成長ホルモン，腺刺激ホルモン，プロラクチンが分泌される．

　●成長ホルモン（growth hormone：GH）

　成長期の身体の成長を促進する．骨の骨端軟骨を刺激し骨の成長を促進する，タンパク質合成を促進し筋・心臓・内臓などの成長を促す，肝臓でグリコーゲンの分解を促進し血糖値を上昇させる，脂肪組織に蓄積している脂肪の分解を促進し血中の遊離脂肪酸を増加させる，などの働きがある．成長ホルモンの異常により，**表13-2**のような成長障害が起こる．

　●腺刺激ホルモン

　甲状腺刺激ホルモン，副腎皮質刺激ホルモン，性腺刺激ホルモンがある．

　甲状腺刺激ホルモン（TSH）：甲状腺に作用して，甲状腺ホルモンの分泌を増加する．

　副腎皮質刺激ホルモン（ACTH）：副腎皮質に作用して，副腎皮質ホルモンの分泌を増加する．

　性腺刺激ホルモン：卵胞刺激ホルモン（FSH）と黄体形成ホルモン（LH）があり，これらの

表 13-2　成長ホルモンの異常

| 過　剰 | 幼児期（骨の発育中）：巨人症
成人期：末端肥大症（または先端肥大症） |
| 不　足 | 下垂体性低身長症（知能正常で，妊娠，授乳も可） |

ホルモンをまとめてゴナドトロピンと呼ぶ. 卵胞刺激ホルモン（FSH）は卵巣内の卵胞を刺激し卵胞ホルモンの分泌を促進する. また，男性の精巣を刺激し，精細胞の分裂を促し，精子形成を促進する. このホルモンは男性では精子形成ホルモンとも呼ばれている. 黄体形成ホルモン（LH）は卵巣内の黄体形成を促進する. 男性では精巣の間質細胞に働いて男性ホルモンの分泌を促す. このホルモンは男性では間質細胞刺激ホルモンとも呼ばれている.

● プロラクチン（乳腺刺激ホルモン prolactin：PRL）

乳腺に作用し，乳汁の分泌を促進する. 出生後，乳腺に働いて乳汁分泌を促進するが，妊娠しない場合は，女性ホルモンにより抑制を受けているので乳汁分泌は認められない.

b. 下垂体後葉

後葉からオキシトシンとバソプレシンが分泌されるが，これらのホルモンは視床下部からくる神経の分泌物である.

● オキシトシン（oxytocin：OT）

2 つの働きがある. 1 つは子宮平滑筋を収縮させ分娩を誘発させる（陣痛促進）作用，もう 1 つは出産後，乳腺を刺激し乳汁放出が促進する作用である. 一方，非妊娠子宮に対しては，精子が卵管へ通過しやすいようにする作用がある.

● バソプレシン（vasopressin：VP）

抗利尿ホルモン（antidiuretic hormone：ADH）とも呼ばれている. このホルモンは腎臓の尿細管に作用し，水分の再吸収を促進し尿量を減少させる. また，末梢血管に働き血管を収縮させ血圧を上昇させる作用もある. このホルモンの分泌は，血漿の浸透圧が上昇したり，循環血液量が減少して血圧が下がったりすると促進され，尿細管での水分の再吸収を盛んにし浸透圧や血圧を正常に回復させる.

バソプレシンが不足すると，尿崩症が生じる. 正常尿量は 1 日 1.5～2.0L であるのに対して，尿崩症では 1 日の尿量が 4～15L に達する.

❸ 甲状腺

甲状腺は喉の気管上部を取り巻くように位置し，蝶のような形（左葉・右葉）をしている. 甲状腺から分泌されるホルモンには，化学構造上ヨードを 4 個もつサイロキシン（T_4）と 3 個もつトリヨードサイロニン（T_3），そしてカルシトニンの 3 つがある. 甲状腺ホルモンはフィードバック機構により視床下部や下垂体前葉から分泌されるホルモンにより分泌量が調節されている.

a. サイロキシン（T_4）とトリヨードサイロニン（T_3）

両者ともホルモン作用は同じであるが，T_3 の方が強い. しかし，血液中の濃度は T_4 の方が高い. 主な作用は熱産生量増加（脳，性腺，リンパ節を除くすべての組織），血糖上昇作用（グリコーゲン分解促進よる），タンパク質の合成促進（成長に関与），血中コレステロール減少作用（脂肪合成による），心拍数の増加などがある. サイロキシンの異常と疾患について表 13-3 に示す.

b. カルシトニン（calcitonin：CT）

骨から血液中へのカルシウム（Ca）放出（骨吸収という）の抑制と腎臓の尿細管でのカルシウム再吸収の抑制により，血液中のカルシウム（Ca）濃度を低下させる作用がある. このホルモンは上皮小体ホルモン（パラソルモン）と相反する作用（拮抗作用）がある.

表13-3 サイロキシンの異常

過 剰	バセドウ病（グレーヴズ病）（眼球突出，甲状腺肥大，心拍数増加，体重減少，ヒステリーなどがみられる）
不 足	小児期：クレチン病（先天的な病気で，低身長，知能低下などが認められる） 成人期：粘液水腫（後天的な病気で，基礎代謝の低下，循環器系の機能低下などを起こす）

表13-4 パラソルモンの異常

過 剰	線維性嚢胞性骨炎（骨がもろくなり骨折しやすい）
不 足	テタニー（血中のカルシウム（Ca）値低下による筋の痙攣，呼吸数増加，体温上昇などを起こす）

❹ 上皮小体（副甲状腺）

甲状腺の裏側にある米粒大の大きさで，ふつう両側上下に2個ずつ計4つある．上皮小体ホルモン（パラソルモン）が分泌される．

a．パラソルモン（parathyroid hormone：PTH）

血液中カルシウム（Ca）濃度を上昇させる．その作用は，骨組織にある破骨細胞の活性を促し，骨から血液中へのカルシウム（Ca）放出（骨吸収）の促進，そして腎臓の尿細管でのカルシウム（Ca）再吸収の促進による．このホルモンは甲状腺ホルモン（カルシトニン）と相反する作用（拮抗作用）がある．パラソルモンの異常と疾患について**表13-4**に示す．

❺ 膵臓（ランゲルハンス島）

膵臓は胃の後壁に位置する長さ約15cmの器官で，膵臓内にランゲルハンス島という腺細胞がある．腺細胞のA（α）細胞からグルカゴン，B（β）細胞からインスリン，D（δ）細胞からソマトスタチンなどのホルモンがそれぞれ分泌される．A（α）細胞はランゲルハンス島全体の約20％，B（β）細胞は約75％，D（δ）細胞は約5％それぞれ占める．

a．グルカゴン

血糖値を上昇させる．血糖値が低下すると，肝臓でのグリコーゲンの分解を促進し，血液中にブドウ糖を放出したり（ただし筋肉内では分解促進はしない），アミノ酸など糖以外の物質をブドウ糖にする糖新生を促進し血中に放出したりすることにより，血糖値を上昇させる作用がある．また，脂肪の分解を促進し，血中に脂肪酸を放出し血中脂肪酸を上昇する作用などもある．

b．インスリン

血糖値を低下させる．血糖値が上昇すると，肝細胞や筋細胞で血液中のブドウ糖の吸収を促進し，血糖値を下げる作用がある．吸収したブドウ糖はグリコーゲンに合成・貯蔵する．また，脂肪組織では取り込んだブドウ糖を脂肪に合成したり，肝臓や筋肉ではタンパク質を合成したりする作用もある．血糖値が低下するとインスリンの分泌は停止する．血糖値を下げるホルモンはインスリンのみである．インスリンの異常と疾患について**表13-5**に示す．

c．ソマトスタチン

グルカゴンやインスリンの作用を抑制する．また，消化管からの栄養素の吸収を抑制する．分泌量は血中のブドウ糖，アミノ酸などの増減により変化する．

❻ 副 腎

副腎は左右の腎臓の上に帽子状に付着している．組織構造や機能の違いから髄質（内側）と皮質（外側）に区分されている．

a．副腎髄質

髄質から分泌されるホルモンを総称してカテコールアミンといい，それにはアドレナリン，ノルアドレナリン，ドパミンがある．その割合はアドレナリン約80％，残りの大部分はノルアドレ

表 13-5　インスリンの異常

不　足	糖尿病（1 型糖尿病と 2 型糖尿病があり，糖尿病の約 9 割強が 2 型である．2 型糖尿病は B（β）細胞の機能異常や遺伝性的な素因に，肥満・過食・運動不足・加齢などの要因が加わって発症する．血糖値の基準値は 80〜120 mg/dL であるが，170 mg/dL を越えると尿中に糖（ブドウ糖）が出る．動脈硬化症，心臓病，脳卒中，腎臓病など多くの病気を引き起こす）

表 13-6　副腎髄質ホルモンの異常

過　剰	褐色細胞腫（発作性の高血圧を引き起こす）

ナリンである．カテコールアミンは心臓や血管などの循環器系，糖代謝，熱産生，中枢神経系などに対する作用を強めるが，ホルモンの種類により作用が多少異なる．副腎髄質ホルモンの異常と疾患について**表 13-6** に示す．

●アドレナリン

心臓に働き心収縮力，心拍数，心拍出量などを増加する．肝臓でグリコーゲンの分解を促進し，血糖上昇作用や脂肪の分解を促進することによる熱産生作用などがある．

●ノルアドレナリン

アドレナリンと同じような働きをするがその作用は弱い．しかし，末梢血管を収縮し血圧を著しく上昇させる作用はアドレナリンより強い．

b. 副腎皮質

皮質は球状層，束状層，網状層の 3 層からなっている．球状層から電解質コルチコイド，束状層から糖質コルチコイド，網状層から性ホルモンがそれぞれ分泌される．副腎皮質ホルモンはフィードバック機構により視床下部や下垂体前葉から分泌されるホルモンにより，分泌量が調節されている．

●電解質コルチコイド（アルドステロン）

腎臓の尿細管と集合管でのナトリウムイオン（Na^+）の再吸収とカリウムイオン（K^+）の排泄を促進する．Na^+ の再吸収により，尿量を減少する作用と血漿浸透圧を上昇させる作用がある．また，アルドステロンは末梢血管を収縮し，血圧を上昇させる働きがあるので，血圧の低下を防いでいる．

●糖質コルチコイド（コルチゾン）

糖新生による血糖上昇作用，抗炎症作用，抗アレルギー作用，鎮痛作用，抗ストレス作用などがある．

●性ホルモン（男性ホルモン：デヒドロエピアンドロステロン）

男女同様に分泌される．精巣から分泌される男性ホルモンと同様の働きがあるが，その作用は約 20％である．成人男性では生理的な働きは少ないが，成人女性では腋毛，陰毛の発生や性欲の発現に関係する．分泌量は ACTH（副腎皮質刺激ホルモン）により増加する．副腎皮質ホルモンの異常と疾患について**表 13-7** に示す．

❼ 性　腺

性腺は生殖器にある腺細胞で男性は精巣，女性は卵巣にある．それぞれの腺細胞から男性ホルモン，女性ホルモンが分泌される．これらのホルモンはともにステロイドホルモンで，分泌量はフィードバック機構により視床下部や下垂体前葉から分泌されるホルモンにより調節されている．

a. 精　巣

精巣の間質細胞（ライディッヒ細胞）から男性ホルモン（アンドロゲン）が分泌される．アンドロゲンは男性ホルモンの総称で，その中で主要ホルモンはテストステロンである．

表 13-7　副腎皮質ホルモンの異常

過剰	クッシング症候群（肥満，多毛，高血圧，高血糖，免疫機能低下などの諸症状が認められる）
不足	アジソン病（筋肉の無力，皮膚の異常色素沈着，心臓衰弱，低血糖，低血圧などが認められる）

● テストステロン

　胎児期は性分化に関与し，精巣，精管，射精管，陰茎などの形成に働く（第一次性徴）．出生後，このホルモンは思春期から分泌され精子の形成，第二次性徴（外生殖器の発育，男性体格の形成，体毛の発育，頭髪の減少，声変わりなど）の発現を促進する．また，性欲と闘争心の亢進やタンパク質合成作用（筋と骨格の成長）の促進などがある．分泌量は視床下部からの性腺刺激ホルモン放出ホルモン（LH-RH）や下垂体前葉から分泌される卵胞刺激ホルモン（FSH）と黄体形成ホルモン（LH）とにより促進される．

b. 卵　巣

　卵巣から女性ホルモンが分泌され，このホルモンには卵胞ホルモン（エストロゲン）と黄体ホルモン（プロゲステロン）がある．

● 卵胞ホルモン（エストロゲン）

　エストロゲンは卵巣の卵胞から分泌される．胎生期は卵巣，卵管，子宮，腟などの形成に働く．出生後，このホルモンは思春期から分泌され，卵子の発育促進，第二次性徴（乳腺の発育，女性体形の形成，皮下脂肪の蓄積など）の発現を促進，子宮内膜の増殖肥厚などを行う．また，分泌時は性欲を亢進させる働きがある．このホルモンは妊娠中，胎盤からも分泌される．分泌量は視床下部からのLH-RHや下垂体前葉から分泌されるFSHとLHとにより促進される．

● 黄体ホルモン（プロゲステロン）

　排卵の後に形成される黄体から分泌されるが，このホルモンは妊娠中，胎盤からも分泌される．ホルモンは，①子宮内膜を刺激し，受精卵が着床しやすい状態にする，②視床下部の温熱中枢を刺激し，基礎体温を上昇させる，③子宮収縮の低下作用や排卵の抑制作用により妊娠を継続させる作用などがある．受精しない場合，黄体は白体に変化し消滅する．

● 胎盤ホルモン（ヒト絨毛性ゴナドトロピン：hCG）

　妊娠すると胎盤から胎盤ホルモンが分泌される．このホルモンは黄体を刺激しプロゲステロンの分泌を促進する．これは2〜3ヵ月で減少してくるが，胎盤自体がエストロゲンとプロゲステロンを多量に分泌するので，胎児が十分育つ約40週まで持続し，その後減少する．

❽ 視床上部（松果体）

　松果体は視床の上部に位置し，松果体細胞からメラトニンが分泌される．メラトニンは体内時計や体内リズム（概日リズム，サーカディアンリズム：1日の睡眠と覚醒を繰り返す周期）に関与していることが推測される．光が入る昼間は分泌量が少なく，夜間に多い．血中メラトニン量が多いと「眠気」を引き起こすとも考えられている．

Ｄ　その他の内分泌腺

❶ 胸腺ホルモン

　胸腺からサイモシン，サイモポエチン，リンパ球増生因子などが分泌されるペプチド型ホルモンである．T細胞の成熟に関与している．

❷ 消化ホルモン

　第9章　消化器系（P.75）を参照.

❸ 腎臓ホルモン

レニン（アンジオテンシンIIを産生し血圧を上げる），エリスロポエチン（赤血球造血を促進する），プロスタグランジン（血圧上昇作用）がある．

❹ 心臓・脳ホルモン

心臓の心房および心室から心房性ナトリウム利尿ペプチド（ANP）および脳性ナトリウム利尿ペプチド（BNP）がそれぞれ分泌される．これらのホルモンは循環血流量が増加したときに，腎からのNa^+排泄を促進し，利尿作用や降圧作用を引き起こす．

❺ 脂肪組織

レプチンが分泌される．このホルモンは視床下部の摂食中枢を抑制し，満腹中枢を興奮させて摂食を抑制させる．

E　ホルモンのまとめ

主なホルモンとその働きを表13-8，9，10にまとめた．

表 13-8　主なホルモン作用

内分		ホルモン名	主な働き
下垂体	前葉	A．成長ホルモン B．甲状腺刺激ホルモン C．副腎皮質刺激ホルモン D．性腺刺激ホルモン 　①卵胞刺激ホルモン 　②黄体形成ホルモン E．プロラクチン	A．成長促進，タンパク質同化作用促進，血糖上昇 B．サイロキシンの分泌を促進 C．副腎皮質の分泌を促進 D．卵巣・精巣を刺激し卵巣・精巣の成熟促進 E．乳汁分泌を促進
	後葉	A．オキシトシン B．バソプレシン 　（抗利尿ホルモン）	A．子宮収縮，乳汁の分泌促進 　　胆嚢，膀胱筋など収縮促進 B．尿細管での水分再吸収促進による尿量減少作用 　　血圧上昇作用
甲状腺		サイロキシン	物質代謝促進作用，心拍数増加作用，血糖上昇作用
		カルシトニン	血中 Ca 濃度を低下
上皮小体 （副甲状腺）		パラソルモン	血中 Ca 濃度を上昇
副腎	皮質	糖質コルチコイド （コルチゾン）	血糖値上昇，抗炎症作用，抗アレルギー作用
		電解質コルチコイド （アルドステロン）	尿細管での Na 再吸収と K の排泄を促進する 血圧上昇作用
		性ホルモン （男性ホルモン）	精巣から分泌される男性ホルモンの約 1/50 の作用する
	髄質	アドレナリン ノルアドレナリン	血糖上昇，心拍数増加，血圧上昇
膵臓 （ランゲルハンス島）		グルカゴン（A 細胞）	血糖上昇
		インスリン（B 細胞）	血糖低下
		ソマトスタチン（D 細胞）	インスリンやグルカゴンの分泌を抑制する
性腺	精巣	テストステロン	生殖器の発育，第二次性徴の発現，精子形成
	卵巣 卵胞	エストロゲン	生殖器の発育，第二次性徴の発現，卵子形成
	黄体	プロゲステロン	妊娠を継続させ，以後の排卵を抑制する
胎盤		ヒト絨毛性ゴナドトロピン	黄体ホルモン分泌刺激， 乳腺発育促進，排卵抑制など

表13-9　主なホルモン異常

内分泌腺		ホルモン名	異常	主な疾患
下垂体	前葉	成長ホルモン	過剰	幼児：巨人症（幼児期） 成人：末端肥大症（成人期）
			不足	下垂体性低身長症
	後葉	バソプレシン	不足	尿崩症（尿量：4〜15 L/日）
甲状腺		サイロキシン	過剰	バセドウ病（グレーヴズ病）
			不足	クレチン病（先天的, 小児期）
				粘液水腫（後天的, 成人期）
上皮小体 （副甲状腺）		パラソルモン	過剰	線維性嚢胞性骨炎
			不足	テタニー
副腎	皮質	皮質ホルモン	過剰	クッシング症候群
			不足	アジソン病
	髄質	髄質ホルモン	過剰	褐色細胞腫（発作性高血圧）
膵臓 （ランゲルハンス島）		インスリン	不足	糖尿病（1型および2型）

表13-10　さまざまなホルモン

- 血糖に関連するホルモン（6種）
  成長ホルモン，サイロキシン，グルカゴン，インスリン，アドレナリン，糖質コルチコイド
- 血清Ca濃度に関連するホルモン（2種）
  カルシトニン，パラソルモン
- 血漿浸透圧に関連するホルモン（2種）
  バソプレシン，アルドステロン
- 血圧上昇ホルモン（3種）
  アルドステロン，ノルアドレナリン，バソプレシン
- 成長に関連するホルモン（2種）
  成長ホルモン，サイロキシン
- 性成長に関連するホルモン（2種）
  テストステロン，エストロゲン
- 乳汁分泌に関連するホルモン（2種）
  プロラクチン，オキシトシン
- 尿量に関連するホルモン（2種）
  バソプレシン，アルドステロン

問題 正しいものに○，誤っているものに×をつけてみよう！

① 内分泌腺は導管をもたない （　　）

② 甲状腺ホルモンはアミン型ホルモンである （　　）

③ ステロイドホルモンの受容体は細胞膜にある （　　）

④ ホルモン量を調節するフィードバック機構に下垂体後葉が関与する （　　）

⑤ 成長ホルモンは血糖を上昇させる働きがある （　　）

⑥ 神経分泌ホルモンにバソプレシンがある （　　）

⑦ オキシトシンは腎臓の尿細管に作用して，水の再吸収を促進する （　　）

⑧ サイロキシンはグリコーゲンの合成を促進する作用がある （　　）

⑨ パラソルモンは血中のカルシウム（Ca）濃度を上昇させる作用がある （　　）

⑩ 血糖値が上昇すると，インスリンが働く （　　）

⑪ アドレナリンは副腎皮質から分泌される （　　）

⑫ コルチゾンは腎臓の尿細管に働き，Na^+ 再吸収と K^+ の分泌を促進する （　　）

⑬ 男性ホルモンは精巣からのみ分泌される （　　）

⑭ エストロゲンは卵子の発育を促進する （　　）

⑮ プロゲステロンは排卵を促進する （　　）

⑯ 成長ホルモンが異常に増加すると巨人症を発症する （　　）

⑰ 甲状腺ホルモンが異常に不足するとバセドウ病を発症する （　　）

⑱ 上皮小体ホルモンが異常に不足するとテタニーを発症する （　　）

⑲ 副腎皮質ホルモンが異常に増加するとアジソン病を発症する （　　）

⑳ インスリンが異常に不足すると糖尿病を発症する （　　）

【答】 ①（○）ホルモンは直接血液中に放出される． ②（○）アミン型ホルモンには，ほかに副腎髄質ホルモンがある． ③（×）ステロイドホルモンの受容体は細胞質内にある． ④（×）フィードバック機構には下垂体前葉や視床下部が関与する． ⑤（○）成長ホルモンは下垂体前葉から分泌される． ⑥（○）神経分泌ホルモンは（脳）下垂体後葉ホルモンで，オキシトシンもある． ⑦（×）オキシトシンは子宮収縮と乳汁放出作用がある． ⑧（×）グリコーゲンの分解を促進し，血糖値を上昇させる作用がある． ⑨（○）骨吸収の促進と腎臓でのカルシウムイオン（Ca^+）再吸収を促進する． ⑩（○）唯一，血糖を低下させるホルモンである． ⑪（×）副腎髄質から分泌される． ⑫（×）コルチゾンは血糖値上昇，抗炎症作用，抗アレルギー作用がある． ⑬（×）男性ホルモンは副腎皮質からも分泌される． ⑭（○）そのほかに第二次性徴の促進，子宮内膜の増殖肥厚などがある． ⑮（×）排卵を抑制する． ⑯（○）異常に不足すると，低身長症がみられる． ⑰（×）クレチン病を発症する．異常に増加するとバセドウ病を発症する． ⑱（○）テタニーは筋の痙攣などが起きる． ⑲（×）クッシング症候群が起きる．異常に不足するとアジソン病を発症する． ⑳（○）糖尿病の約90％強が2型糖尿病である．

第14章 生殖器系

生殖器は新しい生命を生み出すための器官である．唯一，男性と女性とで構造・機能が著しく異なる．男女ともに，生殖細胞を収める生殖腺（精巣・卵巣），生殖細胞（精子・卵子）を運び出す生殖路（精巣上体・精管・尿道），付属生殖腺（精嚢・前立腺・大前庭腺）などの内性器および陰茎，陰核などの外生殖器からなる（図14-1）．

A 男性生殖器

男性生殖器は精子を生成する精巣，精子を運ぶ精路，精液を分泌する付属生殖腺（精嚢，前立腺，尿道球腺）などの内性器，そして陰嚢，陰茎などの外性器がある（図14-2）．

❶ 陰嚢と精管

陰嚢は左右1対の袋状の器官で，精巣（睾丸）と精巣上体（副睾丸）が入っている．陰嚢は精巣を衝撃などから守るため，8枚の膜からなる．また，気温が高いと伸び，低いと縮んで，精子が一定の温度を保てるように体温を調節している．

精巣は左右1対の実質器官（約10g）である．精子は精巣内にある精細管で生成され，その壁の内側にある支持細胞（セルトリ細胞）で精子に必要な栄養を供給し，精子の形成を促している．ま

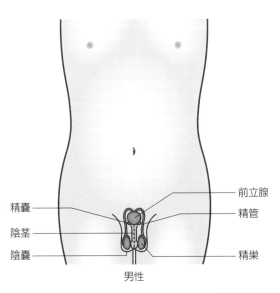
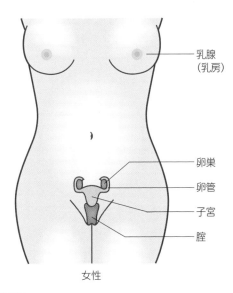

精嚢

陰茎

陰嚢

前立腺

精管

精巣

男性

乳腺
（乳房）

卵巣

卵管

子宮

腟

女性

図14-1　生殖器系

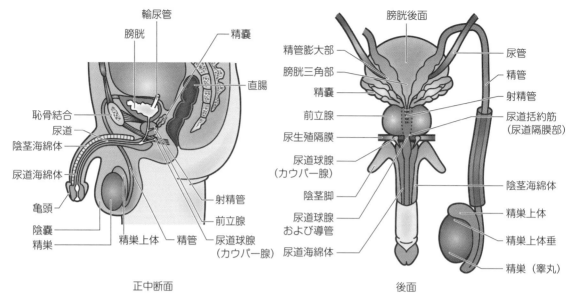

正中断面

後面

図 14-2　男性生殖器の構造

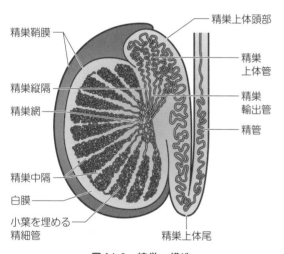

図 14-3　精巣の構造

図 14-4　精細管の構造

た，精細管と精細管との間に間質細胞（ライ
ディッヒ細胞）があり，男性ホルモンを分泌して
いる（**図 14-3, 4**）．精細管は精巣上体にある精巣
上体管に続き，精巣上体では一時的に精子を蓄え
成熟している．成熟した精子は精巣上体管から精
管に運ばれる．

　精子を運ぶ精路は精巣上体管→精管→射精管→
尿道と続く（**図 14-2, 3**）．精管は 40〜50 cm の管

で，精囊から出る管と合流し射精管となる．射精
管は精子と精囊から出た精液が通る管で，膀胱か
ら出る尿道に合流する．

❷ 付属生殖腺

　精囊，前立腺，尿道球腺（カウパー腺）があ
る．精囊はアルカリ性の精液を分泌し，精子の運
動を活発にする．前立腺は尿道や射精管を包むよ

うに左右両葉からなり，乳白色の精液を分泌し精子の運動を活発にする．尿道球腺（カウパー腺）は前立腺の下に1対あり，アルカリ性の粘液を分泌し陰茎亀頭を滑らかにする．女性の大前庭腺に相当する（図14-2）．

❸ 陰　茎

陰茎は尿の排泄と精子が通る男性の交接器である．円柱状の2個の陰茎海綿体と1個の尿道海綿体からなり，尿道海綿体の先端が亀頭で，外尿道口が開く（図14-2）．

B　精　子

❶ 精子の形成

精子のもとである原始生殖細胞は胎児期に体細胞分裂が行われ精原細胞（染色体数n＝46）となる．この時点で休眠期に入り，思春期に男性ホルモンにより第一次精母細胞（n＝46）となる．第一次精母細胞は減数分裂を行い，染色体数が半減

（n＝23）した第二次精母細胞となり，さらに第二分裂により4個の精細胞（n＝23）となる．精細胞はその後形態の変化を起こし運動性のある精子になる．1個の精母細胞から4個の精子ができる（図14-5）．

❷ 精子の構造と働き

精子は頭部，中央部，尾部からなり全長0.05〜0.07 mm（50 μm〜70 μm）の大きさである．頭部の先体は卵細胞に入るための酵素をもち，核内には23本の染色体がある．中央部はミトコンドリアがらせん状に巻き付き，精子が運動するためのエネルギーを供給している．尾部の尾は泳ぐために使われる（図14-6）．1回の射精で2億〜5億の精子が射出されるが，卵子までたどり着くのは約100個程度である．また，そのうち受精が成立するのはわずか1個の精子である．女性生殖器内における生存期間は24〜48時間であり，卵が受精可能な期間は24時間以内である．

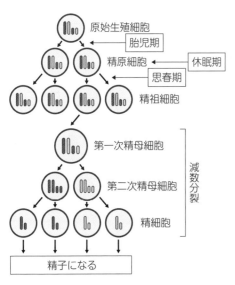

図14-5　精子の形成

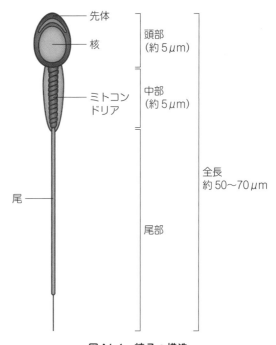

図14-6　精子の構造

C 男性ホルモン

精巣の間質細胞（ライディッヒ細胞）からアンドロゲン（男性ホルモンの総称）が分泌される．アンドロゲンの主要ホルモンはテストステロンで，その作用は思春期の精巣成長，精子の成熟促進，第二次性徴（外生殖器の発育，男性体格の形成，体毛の発育，頭髪の減少，声変わりなど）の促進，性欲の亢進，タンパク質合成の促進などを行う．

D 女性生殖器

女性生殖器は内性器の卵巣，卵管，子宮，腟と，外性器の陰核（クリトリス），腟前庭，小陰唇，大陰唇がある（図14-7, 8）．

❶ 卵巣と卵管

卵巣は子宮の両側にある左右1対の実質器官で，母指頭大の大きさである．卵胞内で卵子の生成と女性ホルモン（卵胞ホルモン，黄体ホルモン）を分泌する．

卵管は卵巣と子宮をつなぐ円柱状の細い管（長さ約10 cm）で，卵管の約1/3には管腔が広がり卵管膨大部となり，ここで受精が行われる．卵管内の粘膜にある線毛細胞の運動により，排卵された卵子を子宮に運ぶ（図14-7）．

❷ 子宮と子宮壁

子宮は骨盤内臓器で，直腸と膀胱の間に位置する．また，直腸と膀胱の間にある凹みをダグラス窩（直腸子宮窩）という．

子宮は西洋梨状を呈し，長さ7〜8 cm，幅4 cm，厚さ3 cmくらいである．子宮は上端の子宮底，子宮体，子宮頸に分けられ，下端は腟に包まれている．子宮壁は粘膜，筋層，漿膜の3層からなる．粘膜は子宮内膜といい，表層の機能層と深層の基底層がある．機能層は月経（生理）により剝離するが，基底層は残り，月経終了後，ここから粘膜（機能層）が再生される．また，妊娠時は機能層に受精卵が着床する．筋層は平滑筋から構成されている（図14-7）．

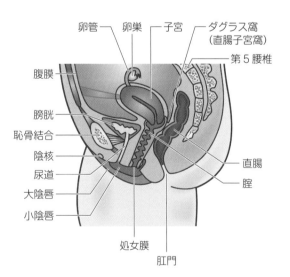
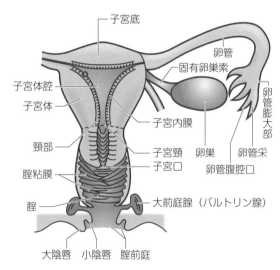

図14-7 女性生殖器の構造

❸ 腟

子宮に続く長さ約7cmの管状器官で，交接器と産道を兼ねる．上端は子宮頸の腟部を包み，下端は外陰部に開いて腟口といい，処女膜がある（図14-7，8）．

❹ 外性器

陰核（クリトリス），腟前庭，小陰唇，大陰唇がある．陰核は男性の陰茎に相当し，性的興奮により勃起する．腟前庭は左右の小陰唇に囲まれた部分で，外尿道口と腟口がある．また，腟口の両側には2つの大前庭腺（バルトリン腺）があり，交接時や性的興奮時にアルカリ性の粘液を分泌する．これは，男性の尿道球腺（カウパー腺）に相当する．小陰唇の外側に大陰唇があり，恥丘から肛門までの間を走る左右のヒダからなる（図14-8）．

E 卵子

❶ 卵子の形成

卵子のもとである原始生殖細胞は胎児期に体細胞分裂が行われ，卵原細胞→卵祖細胞→第一次卵母細胞（染色体数n＝46）となる．この時点で卵胞内で休眠期に入り，思春期に女性ホルモンにより卵母細胞は減数分裂を行い，染色体数が半減（n＝23）した1個の第二次卵母細胞（n＝23）と細胞質をほとんどもたない3個の小さな極体をつくる．極体は次第に退化し，消失してしまう．すなわち，1個の卵祖細胞から1個の卵細胞（卵子）ができる（図14-9）．

❷ 卵子の構造

卵子は人体の細胞の中で最も大きく，直径0.1〜0.2mmで肉眼で見ることもできる．卵子の中央には卵黄と核があり，その周りは透明帯や放射状の顆粒膜細胞により取り囲まれている．核には23本の染色体があり，母親の遺伝子情報が詰まっている．

❸ 性周期

女性の性周期は排卵と月経からなり，下垂体前葉ホルモンと女性ホルモンが関与する．このホルモン調節はフィードバック機構により行われている．性周期には，卵巣にみられる卵巣周期と，そ

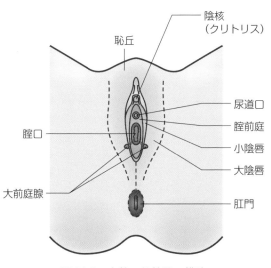

図14-8 女性の外性器の構造

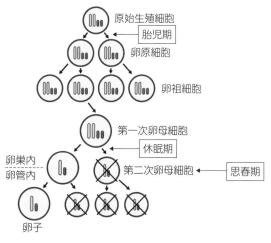

図14-9 卵子の形成
×印は極体

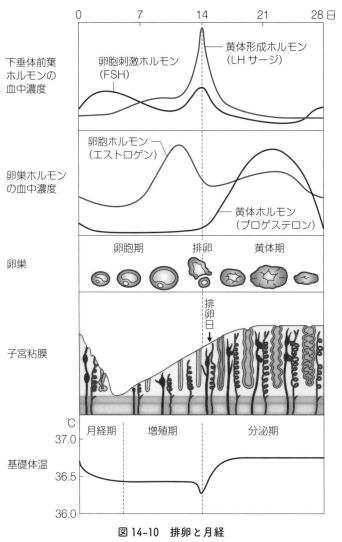

図 14-10　排卵と月経

月経期は子宮内膜の深層を除いて脱落し、出血が 3〜5 日続いて終わる．増殖期は卵巣中の成熟卵胞がエストロゲンの作用により子宮内膜が 14 日頃まで増殖する．増殖期は排卵で終わる．分泌期はエストロゲンにより子宮内膜の血流を増加させ、プロゲステロンにより子宮腔内へ栄養素を分泌させ受精卵の着床に備える．

れに伴って子宮内膜が変化する月経周期（または子宮周期）とがある．

a. 卵巣周期と月経周期

　卵巣周期は卵胞期，排卵期（または排卵日），黄体期からなり，月経周期は月経期，増殖期，分泌期からなる．卵巣周期の卵胞期は月経周期の月経期と増殖期と一致し，黄体期は分泌期に一致する（図 14-10）．

b. 排　卵

　思春期になると始まり，卵巣の成熟卵胞（らんぽう）から月 1 個の卵子が排出される．これを排卵といい，閉経まで続く．排卵には下垂体前葉から分泌される卵胞刺激ホルモン（FSH），黄体形成ホルモン（LH），卵巣から分泌される卵胞ホルモン（エストロゲン）の働きが関与している．月経開始から 14 日頃，エストロゲンの分泌下垂体前葉からの卵胞

刺激ホルモン，黄体形成ホルモンの分泌が最大となり，排卵が起こる．このとき，エストロゲンにより子宮内膜は血液が多く集まり増殖し，受精卵が着床しやすい状態をつくる．排卵された卵子は卵管に入り，子宮に達する．排卵後の卵胞は黄体に変わり，受精が成立すれば，黄体から黄体ホルモン（プロゲステロン）が分泌され妊娠を維持し，同時に基礎体温を上昇させる（**図14-10**）．女性が一生の間に排卵するのは400〜500個程度である．

c. 月　経

受精が成立しなければ，黄体は白体となって消失する．月経（生理）は28日周期で繰り返され，血液量が多く増殖した子宮内膜（機能層）が剥がれ，出血することをいう．その出血量は約50〜200 mL ほどで3〜5日続いて終わる．血液中には子宮の分泌物や剥離した子宮内膜の組織片が含まれている（**図14-10**）．

F 女性ホルモン

女性ホルモンとして，卵胞ホルモン（エストロゲン）と黄体ホルモン（プロゲステロン）の2つのホルモンが卵巣から分泌される．

a. 卵胞ホルモン（エストロゲン）

生殖器の発育促進，第二次性徴（乳腺の発育，女性体型の形成，皮下脂肪の沈着など）の発現促進，子宮粘膜の増殖の促進などの作用がある．分泌量は下垂体前葉から分泌される卵胞刺激ホルモン（FSH）により促進される．

また，卵胞ホルモン（エストロゲン）は子宮粘膜増殖を維持して受精卵が着床しやすい状態にし，妊娠を継続させる作用がある．

b. 黄体ホルモン（プロゲステロン）

オキシトシンの感受性を低下させ（子宮収縮低下），下垂体前葉にフィードバックしLHの産生を抑制（排卵抑制）する作用がある．

G 受　精

❶ 受精と着床

受精は卵管内の卵管膨大部で行われ，受精卵は卵割を続けて桑実胚となり，約1週間後に胞胚の状態で子宮粘膜上に定着する．これを着床といい，妊娠の成立である（**図14-11**）．着床から分娩までを妊娠といい，妊娠期間は約10ヵ月である．

❷ 性の決定

ヒトの染色体数は男女ともに46本である．そのうち44本（22対）は男女共通の常染色体，残りの2本は性染色体である．卵子と精子はともに染色体数23本である（常染色体22本，性染色体1本）．卵子と精子が受精することにより染色体数は46本となる．卵子の性染色体はXのみであるが，精子の性染色体はXとYがある．X染色体をもつ精子が受精すると女性（XX），Y染色体をもつ精子が受精すると男性（XY）となる．

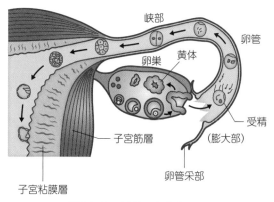

図 14-11　受精から着床まで

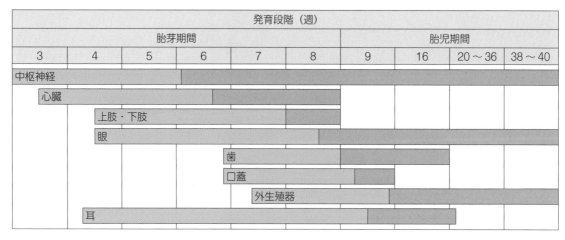

図 14-12　器官の形成

❸ 妊娠・器官形成

　着床から分娩までを妊娠といい，妊娠期間は受精から 230～290 日（平均 260 日）とされる．妊娠 1ヵ月を 28 日（4 週）としている．妊娠期間において，妊娠第 3 週から 8 週までを胎芽期といい，第 9 週から出産までを胎児期という．胎芽期では各胚葉から主要な器官・組織の分化・発生が起こる（**図 14-12，表 14-1**）．第 3 週では主に中枢神経・心臓，第 4 週では主に四肢（手足）・眼・耳，第 6～7 週では主に歯・口蓋・外生殖器などができる．胎児期は主に器官・組織の機能を含めた成長を繰り返す期間である．

❹ 胎盤と胎児

　胎盤は妊娠後第 7 週頃から形成が始まり，第 12～15 週で完成する．また，胎児と母体をつなぐ臍帯（へその緒）も妊娠後第 7 週頃にできる．臍帯内には臍動脈と臍静脈が走行し，臍動脈は胎児からの二酸化炭素や老廃物を母体側に送り，臍静脈は母体側からの酸素や栄養分を胎児に送り出す．これらの運搬は胎盤を介して行われ，胎児と母体の血液は直接混ざり合うことはない．胎児は

表 14-1　各胚葉から分化する主な組織と器官

胚　葉	主な組織と器官
外胚葉	表皮，神経系
中胚葉	骨格系，筋系，循環系，泌尿生殖系
内胚葉	消化管，呼吸器

羊膜に覆われ，羊膜腔には羊水があり，胎児はこの中で成長する．胎児の体長は妊娠後第 8 週では約 30 mm，第 13 週目では約 75 mm，第 22 週目では約 250 mm と成長していく．

❺ 出　産

　着床後約 260 日たち胎児が完全に成熟すると，母親の下垂体後葉からオキシトシンが分泌され，子宮筋を収縮して胎児を押し出し力が加わる．すると胎児は子宮から腟を通過し分娩される．その後，付属物（胎盤・臍帯・卵膜）が排出されると分娩が完了する．分娩後，母体は下垂体前葉からプロラクチンが分泌され，乳腺を刺激し母乳が分泌される．

問題

正しいものに○，誤っているものに×をつけてみよう！

① 精巣は陰嚢内にある　　　　　　　　　　　　　　　　　　　　　　（　　　）

② セルトリ細胞で精子がつくられる　　　　　　　　　　　　　　　　（　　　）

③ ライディッヒ細胞は男性ホルモンを分泌している　　　　　　　　　（　　　）

④ 精子は射精管→精管→尿道を通り排出される　　　　　　　　　　　（　　　）

⑤ 前立腺は男性特有の器官で尿道を包んでいる　　　　　　　　　　　（　　　）

⑥ 尿道球腺から分泌される液は精子の運動を活発にする　　　　　　　（　　　）

⑦ 精祖細胞は減数分裂により4個の精細胞となる　　　　　　　　　　（　　　）

⑧ 精子の頭部内にある核は46本の染色体をもつ　　　　　　　　　　（　　　）

⑨ 卵巣は左右1対あり，母指頭大の大きさである　　　　　　　　　　（　　　）

⑩ 卵管は卵巣内にある管である　　　　　　　　　　　　　　　　　　（　　　）

⑪ 子宮の上端を子宮底という　　　　　　　　　　　　　　　　　　　（　　　）

⑫ 子宮壁は骨格筋から構成されている　　　　　　　　　　　　　　　（　　　）

⑬ 腟は子宮に続く器官である　　　　　　　　　　　　　　　　　　　（　　　）

⑭ 陰核はクリトリスと呼ばれ，男性の前立腺に相当する　　　　　　　（　　　）

⑮ 大前庭腺はバルトリン腺と呼ばれ，男性の尿道球腺に相当する　　　（　　　）

⑯ 卵祖細胞は減数分裂により4個の卵細胞となる　　　　　　　　　　（　　　）

⑰ 排卵には下垂体前葉から分泌される卵胞刺激ホルモンが関与している（　　　）

⑱ 月経時は子宮内膜の基底層が剥離する　　　　　　　　　　　　　　（　　　）

⑲ 受精時の性染色体がXYであると男性が誕生する　　　　　　　　　（　　　）

⑳ 心臓は内胚葉からできる　　　　　　　　　　　　　　　　　　　　（　　　）

【答】　①（○）陰嚢内に精巣（睾丸）と精巣上体（副睾丸）がある．　②（×）セルトリ細胞は支持細胞で精子成熟に働く．　③（○）ライディッヒ細胞は精細管と精細管との間にある．　④（×）精子は精管→射精管→尿道を通る．　⑤（○）前立腺は乳白色の液を分泌し精子の運動を活発にする．　⑥（×）尿道球腺から分泌される液は陰茎亀頭を滑らかにする．　⑦（○）精細胞はその後形態の変化を起こし運動性のある精子になる．　⑧（×）核内には23本（常染色体22本，性染色体1本）の染色体がある．　⑨（○）卵巣内で女性ホルモンを分泌する．　⑩（×）卵管は卵巣と子宮をつなぐ円柱状の細い管である．　⑪（○）子宮は上端の子宮底，子宮体，子宮頸に分けられる．　⑫（×）平滑筋から構成されている．　⑬（○）上端は子宮頸の腟部を包み，下端は外陰部に開いて腟口となる．　⑭（×）正解：男性の陰茎に相当する．　⑮（○）大前庭腺は腟口の両側に2つある．　⑯（×）卵母細胞は減数分裂により1個の卵細胞となる．　⑰（○）排卵は卵胞刺激ホルモン，エストロゲン，黄体形成ホルモンが関与する．　⑱（×）月経は子宮内膜の機能層が剥離する．　⑲（○）女性の性染色体はXXである．　⑳（×）心臓は中胚葉からできる．

第 15 章 神経系

A 神経系

神経系は，中枢神経系と末梢神経系に大別される．さらに中枢神経系は脳および脊髄，末梢神経系は機能的に体性神経系（感覚神経・運動神経）と自律神経系（交感神経・副交感神経）とに分けられる．また，末梢神経系を構造的に分けると，脳・脊髄神経系（脳神経〔12 対〕と脊髄神経〔31 対〕）と自律神経系となる（**図 15-1**）．

❶ 神経の構造

a. 神経系の構造

神経系は神経細胞（ニューロン）を基本単位として構成されている．神経細胞は細胞体，樹状突起，軸索からなる．細胞体は核を含み，樹状突起は細胞体から多数の短い突起を出し興奮を受け取り細胞体に伝える．軸索は細胞体から伸びる 1 本の長い突起で，その周りを髄鞘（ミエリン鞘）が取り巻いている．髄鞘はシュワン細胞からなっている．

髄鞘と髄鞘との間にはくびれた部分があり，ランビエ絞輪と呼ばれている（**図 15-2**）．人体では交感神経の一部を除きほとんどが有髄神経で，髄

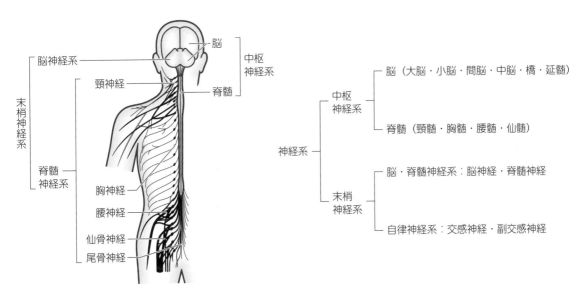

脳神経系 —— 脳

頸神経

中枢神経系

脊髄

末梢神経系

脊髄神経系

胸神経

腰神経

仙骨神経

尾骨神経

神経系 ┬ 中枢神経系 ┬ 脳（大脳・小脳・間脳・中脳・橋・延髄）
　　　　│　　　　　　└ 脊髄（頸髄・胸髄・腰髄・仙髄）
　　　　└ 末梢神経系 ┬ 脳・脊髄神経系：脳神経・脊髄神経
　　　　　　　　　　　└ 自律神経系：交感神経・副交感神経

図 15-1　神経系

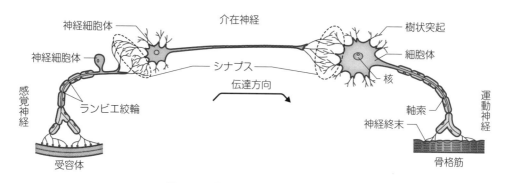

図 15-2　神経細胞の種類とその連絡

鞘は軸索を保護・絶縁し，伝導の速度を速める役割をもっている．

一方，髄鞘をもたない神経を無髄神経といい，交感神経の1部にみられる．

b．神経細胞の種類

働きにより3つに分けられる（**図 15-2**）．

感覚神経細胞（求心性神経）：受容体（感覚器）から中枢へ興奮を伝える．

運動神経細胞（遠心性神経）：中枢から作動体（骨格筋など）へ興奮を伝える．

介在神経細胞（連絡神経）：中枢神経系にあって，感覚神経と運動神経を連絡する．

❷ 神経の興奮

a．静止電位

静止状態ではNa-Kポンプ（またはNaポンプ）により細胞外にナトリウムイオン（Na^+），細胞内にカリウムイオン（K^+）が多くなっている．その細胞内外の濃度差により細胞内は負（−），細胞外は正（＋）に帯電している．この細胞内外の電位差を静止電位といい，細胞内の電位は-90～$-50\,mV$にある．

b．活動電位

神経に刺激を与えると，細胞が興奮する．これはNa-Kポンプが止まり，瞬時にNa^+が細胞内に流入して細胞内が負（−）から正（＋）に変化す

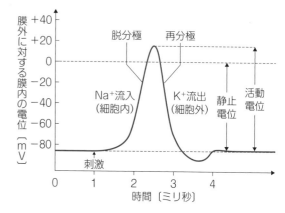

図 15-3　活動電位とイオン

るためである．これを脱分極という．続いてK^+が細胞外に流出すると，電位は再び負（−）になる．これを再分極といい，静止電位レベルまで戻る．その後Na-Kポンプが再び働き，Na^+は細胞外へ，K^+は細胞内に移動し静止状態となる．この一連の変化を活動電位（または膜電位）といい，その電位の大きさは80～$120\,mV$である（**図15-3**）．

❸ 神経の伝導

神経の伝導は，1つのニューロン内（細胞体から軸索）に興奮が伝わることをいう．伝導速度は有髄神経の方が無髄神経より速く，神経線維が太いほど速い．また，有髄神経の伝導は髄鞘と髄鞘

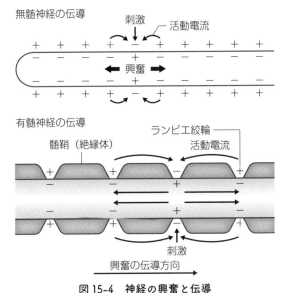

無髄神経の伝導

刺激 ── 活動電流

← 興奮 →

無髄神経
軸索の一部に刺激が与えられ活動電位が発生すると，隣接部に活動電流が流れ，それにより隣接部が興奮する．次々に隣接部が軸索上に伝わっていく．

有髄神経の伝導

髄鞘（絶縁体）　　　ランビエ絞輪　　活動電流

有髄神経（跳躍伝導）
髄鞘が絶縁体として働くので，活動電流はランビエ絞輪でしか流れず，活動電位もこの部分しか発生しない．

刺激

興奮の伝導方向 →

図 15-4　神経の興奮と伝導

との間のランビエ絞輪ごとに次々と跳躍する跳躍伝導が効率よく行われている（**図 15-4**）.

④ 神経の伝達とシナプス

　神経の伝達とはニューロンからニューロンまたはニューロンから作動体（骨格筋など）をシナプスを介し興奮が伝わることをいう．伝達には化学伝達物質が必要で，アセチルコリン，ノルアドレナリン，ドパミンなどの興奮性伝達物質と，γ-アミノ酪酸（GABA）やグリシンなどの抑制性伝達物質などがある．シナプスは，①一方向のみ伝達し，決して軸索から細胞体や樹状突起へ逆方向には行かない，②伝達にはアセチルコリンなど化学伝達物質が必要である，③繰り返しの興奮が行われると疲労が起こりやすいなどの性質がある（**図 15-5**）.

B　中枢神経系

　中枢神経系は脳と脊髄からなる．中枢神経系の発生は，1 本の神経管から分化する．神経管の上端に前脳・中脳・菱脳の 3 ヵ所がふくらんで脳をつくり，これに続いて脊髄がのびる．前脳から終脳（大脳半球）と間脳，中脳から中脳，菱脳から後脳と髄脳に分化し，さらに後脳から小脳と橋，髄脳から延髄が形成される．終脳から延髄までを脳，脊髄は延髄に続き脊柱管の中を走る（**図 15-6**）.脳および脊髄は 3 つの髄膜（内側から軟膜・くも膜・硬膜），脳脊髄液，頭蓋骨，そして脊柱により保護されている．

❶ 脳

　ヒトの脳の重さは成人で約 1,400 g あり，約 80 ％を大脳が占めている．脳は大脳，小脳，間脳，中脳，橋，延髄からなる（**図 15-7**）.中脳・橋・延髄を脳幹という（間脳を脳幹に含むこともある）（**表 15-1**）.

a. 大　脳

　大脳は右半球と左半球に分かれる．大脳の外側は多数の神経細胞体の集まりである皮質（灰白質）と内部は神経線維（軸索）が束になって走行する髄質（白質）からなる．左右の大脳半球を連

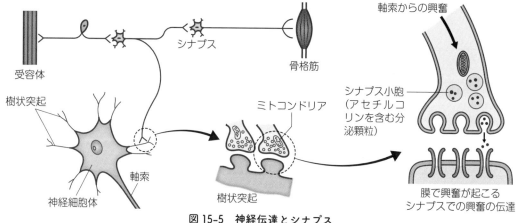

図 15-5　神経伝達とシナプス

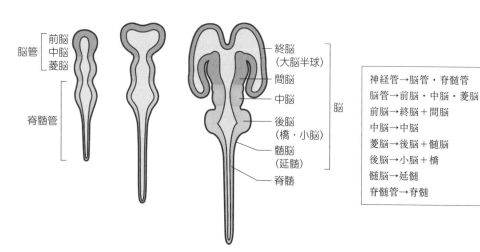

神経管→脳管・脊髄管
脳管→前脳・中脳・菱脳
前脳→終脳＋間脳
中脳→中脳
菱脳→後脳＋髄脳
後脳→小脳＋橋
髄脳→延髄
脊髄管→脊髄

図 15-6　中枢神経系の発生

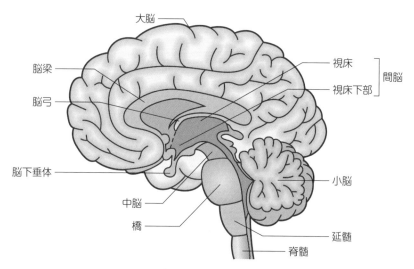

図 15-7　脳の断面図

表 15-1　脳の働き

大　脳	新皮質：運動中枢・感覚中枢，記憶，味覚・聴覚・視覚中枢
	旧皮質：本能行動や記憶
小　脳	平衡感覚中枢や姿勢反射中枢，随意運動
間　脳	視床：大脳皮質に向かう感覚神経路の中継所
	視床下部：自律神経調節中枢，体温中枢，飲水中枢，血圧調節中枢，食欲中枢，脳下垂体ホルモンの分泌調節中枢，母性本能などがある
中　脳	眼球運動中枢，瞳孔反射中枢，遠近調節反射，平衡反射中枢などがある
橋	呼吸中枢，特に深呼吸などの深い呼吸運動（深呼吸）と排尿中枢がある
延　髄	呼吸中枢，循環中枢，嘔吐中枢，唾液分泌中枢，発汗中枢など多くの中枢がある

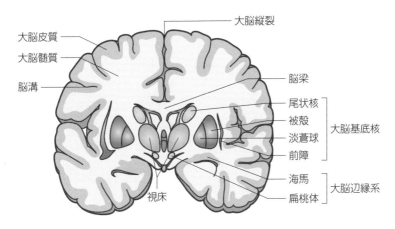

図 15-8　大脳前額断面

大脳の前額断面図を示す．大脳縦裂により左右の半球に区分され，脳梁により連絡される．尾状核・被殻・淡蒼球・前障などは大脳基底核と呼ばれている．海馬，扁桃体，視床の一部がある旧皮質（古皮質）は大脳辺縁系とも呼ばれ，大脳の奥に位置している．

絡する部分を脳梁といい，そこには左右の脳の情報を連絡する連絡神経が通っている（図 15-8）．大脳皮質は系統発生的に新皮質と旧皮質（古皮質）に分けられる．

●新皮質

ヒトの新皮質は特に発達しており，感覚，運動，言語，判断，認識，記憶など高度な精神作用を営んでいる．新皮質は大脳半球の最外層にあり，大きな溝（中心溝・外側溝・頭頂後頭溝）により前頭葉，頭頂葉，側頭葉，後頭葉の 4 葉に分けられ，さらに前頭連合野，側頭連合野，頭頂連合野の 3 つの連合野と，運動野，体性感覚野，聴覚野，視覚野などそれぞれ特定の機能（機能局在）をもっている（図 15-9）．

前頭連合野は学習，思考，記憶，想像力，創造力，理性などの中枢があり，前頭葉の後方にある運動野からは，全身の運動に関する命令が出される．さらに下方にある運動性言語中枢（ブローカ中枢）は言語の発音を司っている．この言語中枢は通常，左半球にある．この部位が損傷を受けると，発語ができなくなる．頭頂葉は痛み，温度，圧力，触覚，深部感覚などの体性感覚を受けもつ

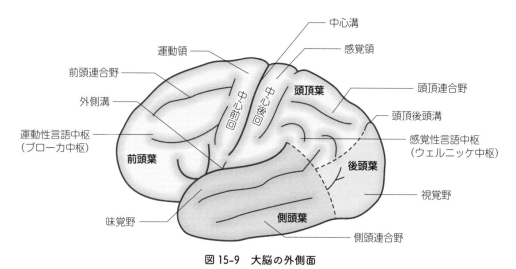

図 15-9　大脳の外側面

大脳表面の中心溝を境に中心前回は運動領（運動神経が出る），中心後回は感覚領（感覚神経が入る）が集中している．

中枢がある．また，手に取ったものの大きさや肌ざわりを感じたり，目で見たものの距離感や上下左右の位置関係を認識したりするのもこの部分の役割である．この領域が損傷を受けると，触覚がなくなったり，自分の居場所がわからなくなったり，指示通りの動作ができなくなる．

　側頭葉は味覚中枢，聴覚中枢，記憶中枢，嗅覚中枢などの特殊感覚を司っている．また，側頭連合野では形や色の区別を認識している．側頭葉から頭頂葉にかけて存在する感覚性言語中枢（ウェルニッケ中枢）は言語の理解を司っている．この部位が損傷を受けると，人の話が理解できなくなったり，自分でも意味のある言葉を話せなくなったりする．後頭葉には視覚中枢があり，目に入った視覚情報を処理する．

　なお，大脳皮質を機能別に分けると，感覚中枢が集まる部分を感覚野，運動中枢の部分を運動野，感覚野と運動野以外の部分を連合野といい，連合領は大脳の約2/3を占めている．この部分は記憶，思考，判断，精神活動の中枢となっていて，ヒトの意思活動に最も重要である（**表15-2**）．

●旧皮質（古皮質）

　旧皮質（古皮質）は大脳皮質の内側にあり，大脳辺縁系とも呼ばれ，系統発生的に古い部分である．大脳辺縁系は海馬・扁桃体・大脳基底核（神経細胞の集まった部分）とともに形成され，本能行動（食欲や性行動）・情動行動（怒り・悲しみ）・集団行動・記憶・自律神経機能（血圧・呼吸・心拍など）などの中枢がある．

●大脳基底核

　大脳基底核は大脳髄質の灰白質に位置し，尾状核・被殻・淡蒼球・前障などがある．この部位は運動神経をコントロールする中枢として働く．この部位が侵されると運動障害（不随意運動や筋緊張の異常）が生じる．

●右脳と左脳の差

　右脳と左脳は脳梁により連絡されている．身体の運動指令や感覚受信は右脳・左脳ともどちらも出入りしているが，右半身への運動の命令や感覚は左脳が，左半身への運動の命令や感覚は右脳が受けもつ．これは大脳と身体の各部分を連絡する神経が延髄で左右に交叉して伸びているためである．

　右脳と左脳には機能的な差が認められている．大脳の右半球（右脳）は創造的発想，芸術的感

表 15-2　脳神経系の種類と働き

神経番号	脳神経名（神経作用）	出る部位	主な働き
第Ⅰ	嗅神経（感）	大　脳	嗅覚作用
第Ⅱ	視神経（感）	間　脳	視覚作用
第Ⅲ	動眼神経（運・副）	中　脳	眼球運動と瞳孔の収縮
第Ⅳ	滑車神経（運）	中　脳	眼球運動
第Ⅴ	三叉神経（混）	橋	顔面の感覚，噛む運動
第Ⅵ	外転神経（運）	橋	眼球運動
第Ⅶ	顔面神経（混・副）	橋	顔面を動かす，味覚，唾液分泌
第Ⅷ	内耳神経（感）	橋	聴覚，平衡覚
第Ⅸ	舌咽神経（混・副）	延　髄	飲み込む運動，味覚，唾液分泌
第Ⅹ	迷走神経（混・副）	延　髄	内臓への運動，感覚
第Ⅺ	副神経（運）	延　髄	肩を動かす
第Ⅻ	舌下神経（運）	延　髄	舌の筋を動かす

感：感覚作用　運：運動作用　混：混合作用　副：副交感神経作用

覚，方向・空間の認識を行う．また，左の上・下肢の運動や一般感覚を司っている．

　左半球（左脳）は数学的・理論的分析，聞く，話す，読み書きなどの言語能力，時間的概念などを司る．また，右の上・下肢の運動や一般感覚を司っている．

●脳　波

　脳波は大脳皮質の自発活動を電気的に記録した波形である．波形には α 波，β 波，θ 波，δ 波の 4 つがあり，周波数（Hz）により決められている．

α 波（8～13 Hz）：覚醒（起きている）ときのリラックスした状態でみられる．

β 波（13～30 Hz以上）：覚醒時，興奮した状態でみられる．

θ 波（4～8 Hz）：睡眠期初期にみられる．

δ 波（4 Hz以下）：熟睡時にみられる．

脳波を測定することにより，てんかんや脳障害などがわかる（図 15-10）．

●睡　眠

　睡眠にはノンレム睡眠（NREM）とレム睡眠

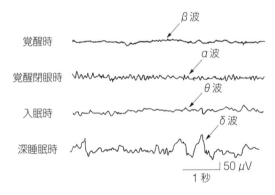

図 15-10　脳波と睡眠

（REM）がある．NREM は non-rapid eye movement sleep の略語で速眼球運動がなく，REM は rapid eye movement sleep の略語で速眼球運動がみられる睡眠を示す．

　睡眠は覚醒期から 1～4 段階の順に徐々に深い眠りに入り，約 1 時間後に深い眠りノンレム睡眠に入る．その後徐々に浅くなりレム睡眠に入る．レム睡眠が約 10～30 分持続した後，再びノンレム睡眠に入り，これを一晩で成人の場合，約 5～

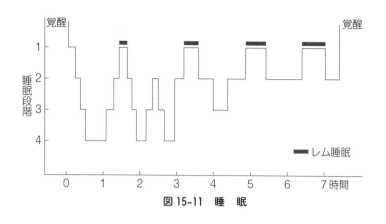

図 15-11　睡　眠

7回繰り返す（図15-11）.

ノンレム睡眠の時期は「脳の眠り」を示し，副交感神経が関与し心拍数，血圧，呼吸数は低下するが，比較的安定している．レム睡眠の時期は「身体の眠り」を示す．この時期は交感神経が関与し心拍数，血圧，呼吸数は上昇する．また「夢」を見る時期でもある．

レム睡眠は新生児で全睡眠の50％，小児・成人で20〜25％，高齢者で15％程度になる．

b. 小　脳

小脳は左右の半球に分かれ，大脳のように機能的な左右差はない．その働きは平衡感覚中枢や姿勢反射中枢など運動系の総合的な調節を行い，大脳と神経を介してその随意運動を円滑にしている．

c. 間　脳

間脳は大脳と中脳の間に位置し，視床と視床下部に分かれる．

●視　床

視床は末梢から大脳皮質に向かう感覚神経路（嗅覚を除く）の中継所であり，ここで神経を交代し大脳皮質に情報を伝える重要な部分である．また，視床の上部には松果体があり，メラトニンが分泌され体内リズム（概日リズム＝サーカディアンリズム）が調整されている．

●視床下部

視床下部は多くの内臓に分布する自律神経を総合的に調節する中枢がある．さらに体温中枢，飲水中枢，血圧調節中枢，食欲中枢，脳下垂体ホルモンの分泌調節中枢などがある．また，大脳辺縁系との協力により性行動，授乳などの母性行動，本能行動を行う中枢として知られている．

d. 中　脳

中脳は間脳と橋の間に位置し，視覚や聴覚の伝導路の中継点や大脳皮質からの運動神経の通路になっている．中脳の主な働きに眼球運動中枢，瞳孔反射中枢，遠近調節反射中枢，眼瞼反射（まぶたを閉じる反射）中枢など眼に関与するものと，小脳と協働して身体の姿勢を行う平衡反射中枢などがある．

e. 橋

橋は中脳と延髄の中間の前方に向かって膨らんでいる部分である．主な働きに呼吸中枢，特に深呼吸などの深い呼吸運動と排尿中枢などがある．

f. 延　髄

延髄は脳の最下部で脊髄の上にある．延髄の白質は，感覚神経や運動神経の通路となっているが，この部分で交差（錐体交差）して左右逆の反応を起こす．灰白質には呼吸中枢，循環中枢，嘔吐中枢，唾液分泌中枢，発汗中枢など多くの中枢がある．そのため，この部位が損傷すると，生命の維持がきわめて難しくなる．

❷ 脊　髄

a. 脊髄の構造

　脊髄は延髄に続く約 45 cm の細長い中枢で，脊柱管の中にあり第 1〜2 腰椎の高さで終わる．脊髄は上から頸髄・胸髄・腰髄・仙髄・尾髄に分けられ，頸髄と腰髄の部分は膨らんでいる（頸膨大・腰膨大という）（図 15-12）．脊髄の内部には，H 型の灰白質（内側）があり，この部位には神経細胞体が集まっている．灰白質の周囲は白質（外側）で，脳と脊髄を連絡する神経の軸索が束になって走っている．これらの構造は大脳と逆に配置されている．脊髄の H 型の突出部のうち，腹側の前角は運動神経，背側の後角は感覚神経，外側の側角は胸髄や腰髄にみられる交感神経がそれぞれ出入りしている．また，白質は前索・側索・後索の 3 部に区分され，脳と脊髄をつなぐ感覚神経線維や運動神経線維が特定の部位を走行する（伝導路）（図 15-13）．

b. 脳と脊髄（随意反応）

　皮膚などの受容体が刺激（興奮）を受けると，興奮は感覚神経に伝えられ後根（背根）を通り脊髄の灰白質に入る．さらに興奮は別の感覚神経に伝えられ脊髄の白質を上行し延髄で交差した後，反対側の大脳皮質の感覚野に入り情報を伝える．感覚野の興奮は連合野に伝わり，その意味を理解すると大脳皮質の運動野に命令をする．運動野からの興奮（命令）は，運動神経により延髄で交差した後，反対側の脊髄の白質を下降して灰白質に入る．脊髄の運動神経に興奮が伝わると前根（腹根）を通り筋肉（作動体）に伝わり一定の反応を起こす（図 15-14）．

c. 脊髄反射（無随意反応）

　脊髄は反射の中枢である．脊髄反射は大脳皮質とは無関係に無意識に行われる．その経路は感覚受容体→感覚神経→中枢神経（脊髄）→運動神経→骨格筋の作動体の順である．この経路を反射弓という．代表する脊髄反射に屈曲反射（図 15-15）と伸張反射（図 15-16）がある．屈曲反射は熱いものに触れたとき，思わず手を引っ込めると同時に肘が曲がる（これを屈曲という）反射である．反射は感覚神経から連絡神経そして運動神経

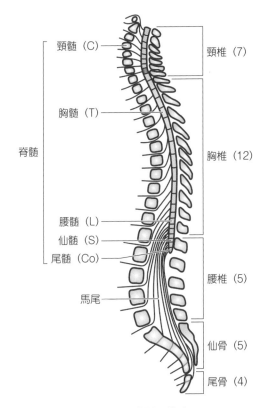

図 15-12　脊髄の構造

（　）内の数字は椎骨の個数，アルファベットは用語の欧文の頭文字をそれぞれ示す．

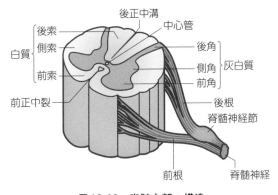

図 15-13　脊髄内部の構造

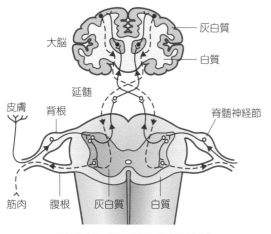

図 15-14 脳と脊髄（随意反応）
脳からの刺激は運動神経を介し脊髄を下降し作動体へ，受容体からの刺激は感覚神経を介し脊髄を上行し大脳皮質へ伝えられる．実線は感覚神経，点線は運動神経を表す．

と2つのシナプスを介して行われる．この反射の中枢は頸髄にある．伸張反射は膝の下の腱（膝蓋腱）を叩くと足が上がる（これを伸展という）反射で，特に膝蓋腱反射と呼ばれている．反射は感覚神経から運動神経と1つのシナプスを介して行われる．この反射の中枢は腰髄にある．

脊髄反射はこれらの反射以外にも腹壁反射（中枢は胸髄），アキレス反射（中枢は腰髄・仙髄），分娩反射（中枢は腰髄・仙髄），排便・排尿反射（中枢は腰髄）などがある．

d. その他の反射

中脳を中枢とする反射に，目に当たる光の強弱により瞳孔の大きさが変わる瞳孔反射（または対光反射），針の穴に糸を通すときに眼球が鼻側に向く輻輳反射，角膜に指などが触れるとまぶたを閉じる眼瞼反射（または角膜反射）（第16章参照）などがある．延髄を中枢とする反射に，咳，くしゃみ，唾液分泌，嘔吐などがある．

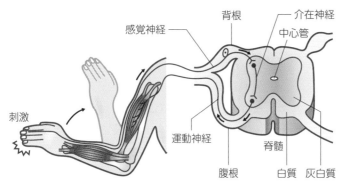

図 15-15 屈曲反射
屈曲反射は経路中にシナプスが2個ある．感覚神経→連絡神経→運動神経と伝わり，反射中枢は頸髄にある．

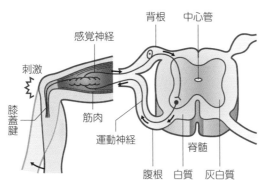

図 15-16 伸張反射（膝蓋腱反射）
膝蓋腱反射は経路中にシナプスが1個ある．感覚神経→運動神経と伝わり，反射中枢は腰髄にある．

C　末梢神経系

　末梢神経系は中枢（脳・脊髄）と身体の各部分を連絡する神経で，構造的には脳脊髄神経系（脳神経・脊髄神経）と自律神経系に分けられ，機能的には体性神経系（感覚神経・運動神経）と自律神経系とに分けられる．

❶ 脳神経

　脳神経は左右 12 対ある．脳から出る順に I ～XII までの番号が付けられ，感覚性，運動性，感覚と運動両者をもつ混合性，副交感神経性として働く神経がある（**表 15-2**）．脳神経は主に頭部や顔部などの骨格筋に分布するが，迷走神経は消化器系や血管などの平滑筋や心臓の心筋にも分布している．また，動眼神経は瞳孔括約筋（平滑筋），顔面神経と舌咽神経は唾液腺にも分布している．

❷ 脊髄神経

　脊髄神経は左右 31 対ある．これらの神経は脊髄（頸髄・胸髄・腰髄・仙髄・尾髄）から出入り

する神経で，すべて運動性と感覚性の両者をもつ混合性神経である．頸神経（8 対），胸神経（12対），腰神経（5 対），仙骨神経（5 対），尾骨神経（1 対）がある（**表 15-3**）．これらの神経はすべて身体の骨格筋に分布する．

❸ 自律神経

　自律神経は文字通り自ら動く神経で，意思とは無関係に働き，身体の恒常性を保っている．自律神経には交感神経と副交感神経がある（**図 15-17**）．これらの神経は主に内臓，腺組織，血管などを支配している．また，1 つの器官はこれら両者の二重支配を受けており，交感神経により促進されれば，副交感神経により抑制されるような，互いに拮抗的に働く場合が多い（**表 15-4**）．自律神経系の中枢は間脳の視床下部に存在する．

a.　交感神経

　交感神経は胸髄や腰髄の側角から出て交感神経節や他の神経節を介して器官に達する．胸髄と腰髄から出た神経を節前神経といい，交感神経節や神経節などから出た神経を節後神経と呼ぶ（**図15-17**）．節前神経（ニューロン）から伝達物質とし

表 15-3　脊髄神経系の種類

種　類	本数（対）	出入りする部位	主な作用部位
頸神経	8	頸　髄	腕の筋肉運動と皮膚の感覚
胸神経	12	胸　髄	胸の筋肉運動と皮膚の感覚
腰神経	5	腰　髄	腰の筋肉運動と皮膚の感覚
仙骨神経	5	仙　髄	足の筋肉運動と皮膚の感覚
尾骨神経	1	尾　髄	尻の筋肉運動と皮膚の感覚

表 15-4　自律神経系の働き

自律神経系	気管支	心拍数	末梢血管	血　圧	瞳　孔	排　尿	消化作用	汗　腺	立毛筋
交感神経	拡　張	促　進	収　縮	上　昇	散　大	抑　制	抑　制	促　進	収　縮
副交感神経	収　縮	抑　制	拡　張	低　下	縮　小	促　進	促　進	－	－

－：分布していない

てアセチルコリンが分泌され，節後神経（ニューロン）からノルアドレナリンが分泌される．ただし，汗腺や骨格筋内の一部の血管へはアセチルコリンが分泌される（図15-18）．

b．副交感神経

　副交感神経は中脳（動眼神経），橋（顔面神経），延髄（舌咽神経と迷走神経），仙髄（仙椎神経）から出て神経節を介して器官に達する．脳や仙髄から出て神経節までの神経を節前神経，神経節から器官までの神経を節後神経と呼ぶ．副交感神経は節前神経・節後神経とも伝達物質はアセチルコリンを分泌する．

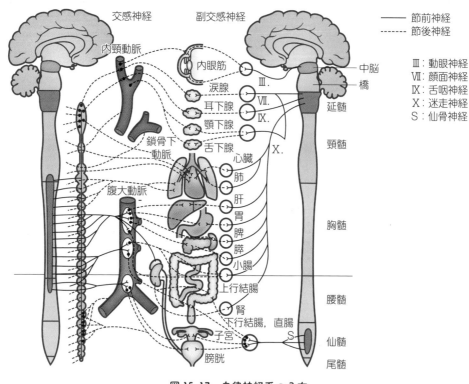

図15-17　自律神経系の分布

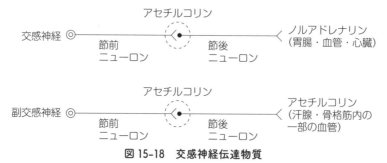

図15-18　交感神経伝達物質

節前神経からアセチルコリンが分泌される．節後神経から胃，血管，心臓などへはノルアドレナリンが，汗腺などはアセチルコリンがそれぞれ分泌される．

問題 正しいものに○，誤っているものに×をつけてみよう！

① 脳は中枢神経系に属する （　　　）

② 神経細胞の中で 1 本長く伸びた突起を樹状突起という （　　　）

③ 髄鞘と髄鞘の間のくびれた部分をランビエ絞輪という （　　　）

④ 跳躍伝導は無髄神経で行われる （　　　）

⑤ 神経細胞が興奮するときは細胞内から Na^+ が細胞外に出る （　　　）

⑥ 興奮がシナプスを介して伝わることを伝達という （　　　）

⑦ 大脳皮質は 4 葉に分けられている （　　　）

⑧ 視覚中枢は後頭葉にある （　　　）

⑨ 大脳辺縁系は本能行動を起こす （　　　）

⑩ 間脳は大脳と小脳の間に位置する （　　　）

⑪ 中脳に呼吸中枢がある （　　　）

⑫ 延髄に体温中枢がある （　　　）

⑬ レム睡眠は「夢」をみる時期である （　　　）

⑭ 脳波の β 波は覚醒時のリラックスした状態でみられる （　　　）

⑮ 脊髄は上から頸髄・胸髄・仙髄・腰髄・尾髄に分けられる （　　　）

⑯ 脊髄の灰白質は神経細胞体が集まっている （　　　）

⑰ 脳・脊髄は髄膜により保護されている （　　　）

⑱ 脳神経系は 31 対，脊髄神経系は 12 対ある （　　　）

⑲ 交感神経の節前神経から出る伝達物質はノルアドレナリンである （　　　）

⑳ 副交感神経は脳からも出る （　　　）

【答】 ①（○）脳や脊髄は中枢神経系に属する． ②（×）軸索である． ③（○）髄鞘はシュワン細胞からなる．④（×）有髄神経で行われ，興奮はランビエ絞輪ごとに進む． ⑤（×）細胞外から Na^+ が細胞内に入り興奮する．⑥（○）伝達にはアセチルコリンなどの伝達物質が必要である． ⑦（○）前頭葉，頭頂葉，側頭葉，後頭葉の 4 葉に分けられている． ⑧（○）前頭葉は運動中枢，頭頂葉は感覚中枢，側頭葉は聴覚中枢などがある． ⑨（○）大脳辺縁系は旧皮質（古皮質）のことである． ⑩（×）間脳は大脳と中脳の間に位置する． ⑪（×）呼吸中枢は延髄にある．中脳は眼球運動中枢などがある． ⑫（×）体温中枢は間脳にある． ⑬（○）レム睡眠は「夢」をみる時期で「身体が休まる」時期でもある． ⑭（×）覚醒時のリラックスした状態は α 波がみられる． ⑮（×）脊髄は上から頸髄・胸髄・腰髄・仙髄・尾髄に分けられる． ⑯（○）白質は脳と脊髄を連絡する神経線維が走っている．⑰（○）髄膜は内側から軟膜，くも膜，硬膜の順にある． ⑱（×）脳神経系は 12 対，脊髄神経系は 31 対ある．⑲（×）節前神経から出る伝達物質はアセチルコリンである． ⑳（○）副交感神経は中脳，橋，延髄，そして脊髄の仙髄から出る．

第16章 感覚器系

A 感　覚

生体内外の刺激は感覚受容器で受け止められ，感覚神経を介し中枢神経系（脊髄，大脳）に伝えられる．その情報をもとに運動神経を介し骨格筋などの作動体に伝えられ反応することにより，生体の恒常性が維持される（図16-1）．感覚には体性感覚（皮膚感覚）と特殊感覚（視覚，聴覚，味覚，嗅覚，平衡覚）がある．

❶ 刺激と感覚

刺激とは，生体に何らかの影響を起こさせる環境の変化をいう．刺激には物理的刺激（音，熱，光，電気，圧力，重力など）と化学的刺激（酸・アルカリ，薬物など）がある．これらの刺激を受け入れる受容体（感覚受容器）は，刺激の種類により異なる．

❷ 適応刺激

感覚受容器はそれ特有の刺激としか反応しない．その刺激を適応刺激という．たとえば，視覚は光，聴覚は音が適応刺激となり，それ以外の刺激に対しては反応しない（表16-1）．

❸ 閾　値

ある感覚を引き起こす最小限の刺激の強さを閾値という．たとえば，目をつぶって片手に1，2，3，4，5gの順に重りをのせ，3gで重さを感じたとき，閾値は3gとなる．閾値以上であればすべて感じ，閾値以下では感じない．このような反応を「全か無かの法則」という．

一方，閾値以上の刺激で，刺激の強さに違いがわかる最小限の刺激の差を識別閾（弁別閾）といい，ウェーバー・フェヒナーの法則がある．基本の刺激をSとし，刺激の増減の差をΔSとすると「ΔS/S＝一定」が成立する．識別閾が小さいほど敏感で，大きいほど鈍感となる．生体では，視覚は識別閾が小さく（敏感），味覚や聴覚は大きい（鈍感）（図16-2）．

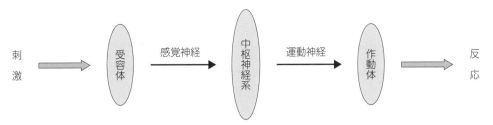

図16-1　受容体と作動体

143

表 16-1　感覚器と適応刺激

感覚受容器		適応刺激	感　覚
皮膚	痛　点	物理的刺激・化学的刺激	痛　覚
	圧点・触点	圧力・接触	圧・触覚
	温　点	高　温	温　覚
	冷　点	低　温	冷　覚
眼	網　膜	光（波長）	視　覚
内耳	蝸　牛	音（周波数）	聴　覚
	前　庭	体の傾き（重力の変化）	平衡感覚
	半規管	体の回転（リンパの流動）	
鼻	嗅上皮	気　体	嗅　覚
舌	味細胞	液　体	味　覚

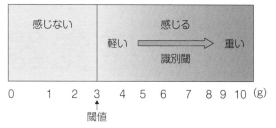

図 16-2　閾値と識別閾（弁別閾）

0から重さを増し，3gでその重さを感じたとき，閾値は3gとなる．また，閾値以上であれば，重さに対し軽いか重いかを識別できる．

表 16-2　皮膚の感覚点分布

感覚点	1 cm^2 の分布	全身の総数	感覚受容体
痛　点	100〜200	$(2〜4) \times 10^6$	自由神経終末
触　点 圧　点	25	500,000	マイスネル小体，パチニ小体
冷　点	6〜23	250,000	クラウゼ小体
温　点	0〜3	30,000	ルフィニ小体

❹ 順　応

感覚受容器に一定の刺激を与え続けていくと，感覚に対する反応が次第に弱まってくる．この感覚の低下を順応という．順応の過程は感覚の種類により異なり，体性感覚のうち，触覚などは刺激に順応しやすく，痛覚や圧覚などは刺激に順応しにくい．また特殊感覚のうち，特に嗅覚は順応しやすく，同じにおいを嗅ぎ続けるとそのにおいに対し反応がしにくくなる．

B　体性感覚（皮膚感覚）

体性感覚には，痛覚，触覚・圧覚，温覚，冷覚などがある．感覚を生じる部位を感覚点といい，身体の部位により分布密度は異なっていて，痛点＞触点＋圧点＞冷点＞温点の順に多い（表16-2）．

❶ 皮膚の構造

皮膚は外部からの刺激に対し，身体を保護する役割がある．また，皮膚は弾力性や耐水性に富んでいるため紫外線やウイルス・細菌などから身を守っている．皮膚は表面から表皮，真皮，皮下組織の3層からなり，表皮は上皮組織，真皮と皮下組織は結合組織からなっている．表皮は最外層から角質層・淡明層・顆粒層・有棘層・基底層に分けられている．表皮の角質層は時間とともに角化（ケラチンタンパク質が細胞を硬くする）し，垢として剥離する．表皮の基底層にはメラニン細胞があって，皮膚の色をつくるメラニンを産生する．真皮はコラーゲン線維，弾性線維，血管，毛根，脂腺などがあるほか，体温調節を行う汗腺や特殊感覚の受容体などがある．皮下組織は脂肪細胞の集団が集まっている．この層は，体内の脂肪の貯蔵所であり，体熱の喪失を防いだり，外界の刺激から身を守ったりする役割がある（図16-3）．

❷ 感覚受容体

a. 痛　覚

痛みを感知する痛点は，生体に最も多く分布し，危険から身を守るのに適している．その密度

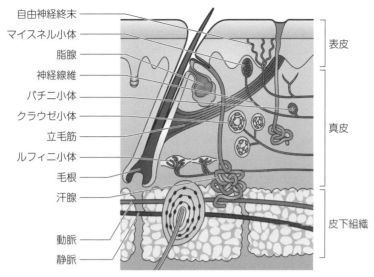

自由神経終末

マイスネル小体

脂腺

神経線維

パチニ小体

クラウゼ小体

立毛筋

ルフィニ小体

毛根

汗腺

動脈

静脈

表皮

真皮

皮下組織

図 16-3　皮膚の構造と皮膚感覚受容体

皮膚は表皮，真皮，皮下組織の 3 層からなっている．皮膚感覚受容体は感覚により異なり，痛覚や冷覚は皮膚表面に近い自由神経終末で感じ，圧覚は真皮のパチニ小体で感じ取る．

は 100〜200/cm^2 で，受容体は自由神経終末（神経の末端）が関与している．

b. 触覚・圧覚

触点と圧点の密度は 25/cm^2 で，マイスネル小体（触点）やパチニ小体（圧点）で指先，口唇，舌の先などに多い．

c. 温覚・冷覚

熱さを感じる温点は生体で最も少なく，密度は温点 0〜3/cm^2 で，ルフィニ小体の特殊な受容体と自由神経終末が関与している．冷たさを感じる冷点の密度は 6〜23/cm^2 で，受容体はクラウゼ小体と自由神経終末である．

C　特殊感覚

特殊感覚には味覚，嗅覚，聴覚，平衡覚，視覚がある．

❶ 味　覚

味覚の基本味は甘味，苦味，塩味，酸味，うま味の 5 種類である．味にはさらに辛味や渋味などが加わる．甘味は舌先，苦味は舌根，塩味と酸味は舌縁側，うま味，辛味，渋味は舌全体で感じ取る．しかし，これらは限局されるものではない．味覚は味蕾（味覚芽）にある味細胞で感じ取る．味細胞には顔面神経と舌咽神経（いずれも脳神経）が分布し，脳へ味覚情報を伝える．味蕾は口腔内の舌表面にある乳頭に多く分布し，味蕾をもつ乳頭に茸状乳頭，葉状乳頭，有郭乳頭の 3 つと，味蕾をもたない乳頭に糸状乳頭がある（図 16-4，5）．

味蕾は舌全体に約 10,000 個存在する．味蕾が多いのは舌体に広く分布する針頭状の茸状乳頭，舌体の最後部に逆 V 字形に並ぶ大型の有郭乳頭，舌体の外側部にあるヒダ状の葉状乳頭である．1 つの乳頭に約 200 個の味蕾が含まれている．味蕾をもたない糸状乳頭は舌体（舌背）全体に最も多くある乳頭で，表面は角化が強くざらざらして白くビロード状に見え，触覚の役割をなしている．

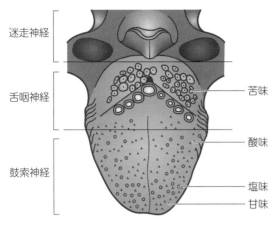

迷走神経

舌咽神経

鼓索神経

苦味

酸味

塩味

甘味

図16-4　味覚の分布と支配神経

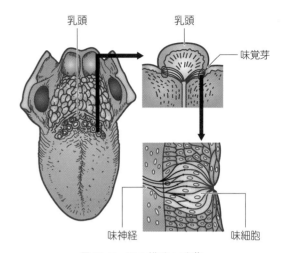

乳頭

乳頭

味覚芽

味神経

味細胞

図16-5　舌の構造と味蕾

❷ 嗅　覚

　においは鼻腔の最上部の鼻粘膜にある嗅上皮（嗅細胞・支持細胞・ボーマン腺〔嗅腺〕）で感じ取る．嗅覚は数千以上のにおいを感じ取ることができるが，鼻粘膜の血管収縮物質や分泌物の有無によって閾値が変わり，また年齢とともに嗅覚の閾値は高くなる（鈍くなる）．嗅粘膜には粘液を分泌するボーマン腺（嗅腺）があり，鼻に入った細かなにおい分子は粘液に溶解される．それを嗅小毛が受け取り，嗅細胞にある受容体と結合すると嗅細胞は興奮し，嗅神経（脳神経）に情報を伝える．嗅神経は嗅球を経て大脳の感覚野に伝え，においを感知する．嗅覚は順応が非常に早く，同一のにおいに対し感じなくなるが，別のにおいにはすばやく反応する（図16-6）．

❸ 聴　覚

a. 耳の構造

　耳は外耳・中耳・内耳から構成されている．外耳・中耳・内耳の蝸牛管は音の伝達器で，内耳の前庭・半規管は平衡感覚に働いている（図16-7）．

　●外　耳

　外耳は耳介と外耳道からなる．耳介は音を集音する役割があり軟骨からできている．外耳道壁の

外側1/3は軟骨，内側2/3は骨から構成され，軟骨部の皮膚にはアポクリン汗腺があり，耳垢（みみあか）の成分を分泌する．

　●中　耳

　中耳は鼓膜・鼓室・耳管からなる．鼓膜（直径約1cm）は外耳と中耳の境にあり，外部の音波により振動する．鼓室には耳小骨（ツチ骨，キヌタ骨，アブミ骨）があり，鼓膜の振動を内耳に伝える．耳管は鼓室と咽頭部とを連絡する管で，この管を介し鼓室圧と外気圧が一定になるように調整されている．両気圧が同じであれば鼓膜の位置や機能が正常に保たれる．耳管は普段閉じているが，呼吸などにより咽頭から空気が入ると開く．高層ビルのエレベーターの上昇時や飛行機の離着陸時に外気圧と鼓室圧に差ができ，鼓膜の位置がずれ聞こえにくくなる．その時，深呼吸したり，つばを飲み込んだりすると空気が咽頭に入り耳管が開くことにより鼓室圧は外気圧と一定になる．それにより鼓膜がもとの位置に戻り，聞こえも回復する．

　●内　耳

　内耳は骨迷路と膜迷路からなる．外側の骨迷路は骨性の前庭・半規管・蝸牛からなり，その内側

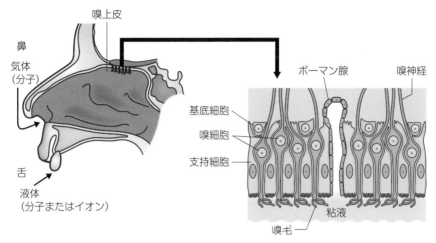

図 16-6　鼻の構造

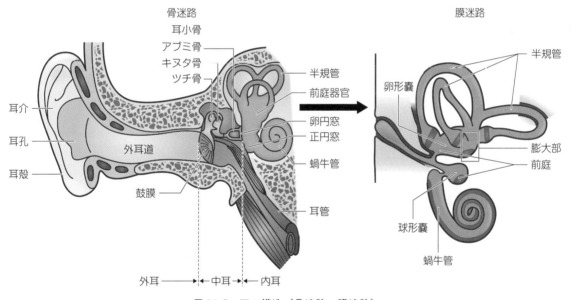

図 16-7　耳の構造（骨迷路・膜迷路）

にほぼ同じ形をした模性の膜迷路がある．膜迷路には前庭器官（袋状の卵形嚢と球形嚢），半規管，蝸牛管がある．前庭器官の卵形嚢は半規管に，球形嚢は蝸牛管に続いている（**図16-7**）．前庭器官および半規管は平衡覚，蝸牛管は聴覚に働いている．また，骨迷路と膜迷路の間は外リンパ液，膜迷路内部の空間は内リンパ液で満たされている．

● 蝸　牛

蝸牛はらせん状で，その内部は前庭階，蝸牛管，鼓室階の3つに分かれている．前庭階は卵円窓から始まりらせん状の管を上がって頂で反転して鼓室階となり，下がって正円窓で終わる．蝸牛管は前庭階と鼓室階の間にあり，管内の基底膜にはコルチ器（またはラセン器）がのっている．コルチ器は内・外有毛細胞（聴細胞）とこれを覆う

蓋膜（おおい膜）からなる．コルチ器には蝸牛神経（内耳神経の枝）が分布している．また，前庭階と鼓室階は外リンパ液，蝸牛管は内リンパ液に満たされている（**図16-8**）．

●音の伝わり方

音（空気の振動）は外耳，鼓膜そして中耳の耳小骨を振動させ，蝸牛の卵円窓に伝わる．卵円窓が振動すると前庭階を満たしている外リンパ液が振動し，そして蝸牛管の内リンパ液が振動する．この振動により基底膜が動き，その上にあるコルチ器の有毛細胞そしておおい膜が動く．この動きが蝸牛神経を興奮させ，この興奮は大脳の側頭葉にある聴覚中枢に伝えられ，音が認知される．一

方，外リンパ液の振動は鼓室階の正円窓（蝸牛の出口）から中耳の鼓室に消失する（**図16-9**）．

伝わり方は，音（空気の振動）→外耳道→鼓膜→ツチ骨・キヌタ骨・アブミ骨→卵円窓→前庭階→基底膜→コルチ器→蝸牛神経→大脳（聴覚中枢）である．

●音の仕組み

音の強弱・高低・音質により異なって知覚される．強弱は音の振幅に左右され，振幅が大きいと強く聞こえる．音の強さはデシベル（dB）で表される．音はあまり弱いと聞こえないが，反対に極端に強いと痛覚のような感じを受ける．普通の会話は約60 dB である．音の高低は音波の振動数(Hz)

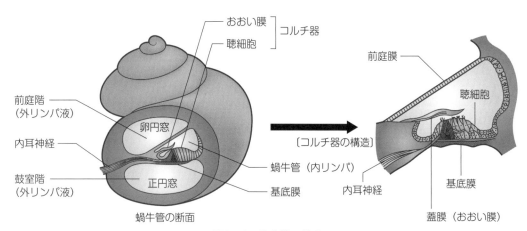

図16-8　蝸牛管の構造

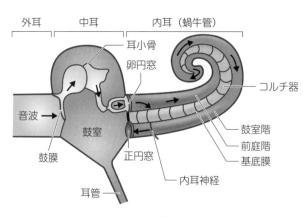

図16-9　音の伝播

により異なり，振動数が増すと高い音となり，振動数が少ないと低い音になる．ヒトが聞くことができるのは 20～20,000 Hz の範囲であるが，通常，会話などは 500～3,000 Hz の範囲である．音質（音色）は 2 つ以上の音が合成されて複雑な波形を示し，独特な音色となる．

音の大きさや高低は鼓膜や耳小骨などで調整される．外界からの音が大きければ鼓膜の振動も大きくなり，小さければ振動も小さくなる．耳小骨では鼓膜から伝えられた振動のうち，大きすぎるものは小さく，小さすぎるものは大きくする．これはツチ骨とキヌタ骨の一端を固定している靱帯などで行っている．

●音の方向

音の方向は左右の耳に入る音波の到達の時間差と音圧の強さの差によって決まる．音波が左より右の方が遅れて入ったり，音圧が右の方が小さかったりすると左からの方向からの音として認知できる．

●平衡覚

静止または運動しているときの状態を感じ取る感覚を平衡覚といい，それには位置感覚と運動感覚がある．平衡覚には内耳の前庭器官と半規管そして前庭神経（内耳神経の枝）が関与している．

前庭にある球形嚢と卵形嚢には平衡斑という特別な場所があり，そこには線毛をもった感覚細胞の上に平衡砂（聴砂〔耳石〕）という炭酸カルシウムの結晶がのっている．頭が傾くとリンパ液が動き，そして聴砂が動くと感覚細胞が刺激され，その情報が前庭神経を介して大脳に伝わる．卵形嚢は水平方向の，球形嚢は垂直方向の傾きを感じる．

半規管は 3 つの半円形の管が互いに垂直に交わって組み合わされて，その根元が膨らんだ構造をなしている．その膨らんだ部分（膨大部）の根元にゼラチン様物質のクプラという線毛をもった感覚細胞がある．身体が傾くと管の中にあるリンパ液が動き，その動きによりクプラが刺激され，その情報を，前庭神経を介して大脳に伝える．3 つの半規管は別々の方向に向いているので，前後・左右・水平の回転方向や速さを感じ取る（図16-10）．これらの平衡感覚は，視覚や聴覚そして小脳などが関与している．

❹ 視　覚

視覚器は眼球と副眼球（眼瞼，眼筋，結膜，涙器）からなる．

a．眼球の構造（図16-11）

眼球は直径約 25 mm の球状の器官で，頭蓋骨の眼窩というくぼみの中にある．眼球壁は外膜・中膜・内膜の 3 層から構成されている．

●外膜（眼球線維膜）

外膜は角膜・強膜からなる．角膜は透明で眼球前 1/6 を占め，血管はないが神経（眼神経）が分布しているので，痛みなどを感じる．強膜は眼球

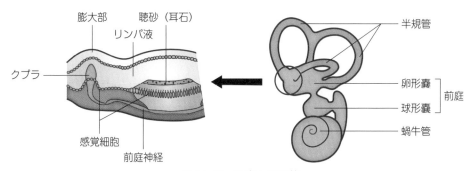

図16-10　前庭と半規管

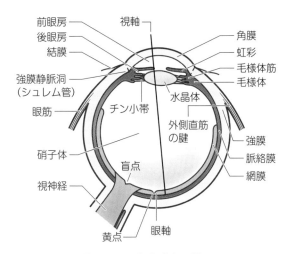

図16-11　右眼球水平断面

視軸は角膜と中心窩（黄斑の部分）を結ぶ線をいう．視線とも呼ばれる．

の約5/6を占め，血管が少ないため白く見える（白目の部分）．

● 中膜（眼球血管膜，ブドウ膜）

中膜は虹彩，毛様体，脈絡膜からなる．虹彩は水晶体の前に位置し，内部には瞳孔の大きさを変え光の量を調節している瞳孔散大筋と瞳孔括約筋の2つの平滑筋がある．この部位は血管，神経，色素（メラニン色素）に富んでいる．毛様体は内部に平滑筋でできた毛様体筋と水晶体に連結する細い毛様小帯（チン小帯）がある．これらの筋の働きにより水晶体の厚さを変え，遠近調節を行っている．脈絡膜は血管と色素細胞が豊富で，血管から網膜に栄養を与えたり，黒褐色の色素細胞により眼球内部を暗くしている．

● 内膜（網膜）

内膜は網膜からなり，網膜には錐体細胞と杆体細胞の視細胞がある．錐体細胞では中心窩の周囲に多く存在し色を識別するが，暗い所では働かない．また，中心窩の周囲には黄色部分の黄斑（黄点）があり，像はここで結ばれる．杆体細胞には光を感知する視紅（ロドプシン）という感光色素が含まれ，暗い所で働くが，色は識別できない．中

心窩から少し離れたところに視神経や血管が出入りする部分があり，盲斑（盲点）または視神経乳頭と呼ばれ，視細胞がない．

● 眼球内部

眼球の内部には水晶体，硝子体，眼房がある．

水晶体は無色透明で弾力性がある厚さ4～5mm，直径9～10mmで前後両面が凸レンズ形をしている．その成分は水，タンパク質（クリスタリン），ミネラルである．血管がないので眼房水から栄養を供給している．水晶体は毛様小帯（チン小帯）により固定されている．一定の厚さをもつが，乳幼児では厚く，高齢者は薄い．水晶体が白く濁る白内障は水晶体成分のタンパク質が異常をきたして起こり，視力障害がみられる．硝子体は水晶体の後方にあるゼリー状（そのうち90％は水分）の物質で，眼球の内部の圧力や形を保つ．

眼房には角膜と虹彩の間の前眼房，虹彩と水晶体および硝子体の間には後眼房があり，いずれも眼房水で満たされ眼圧を一定に保っている．眼房水は毛様体から分泌され，水晶体や角膜に酸素や栄養素を与えている．眼房水は強膜と角膜の境にある強膜静脈洞（シュレム管）に排出される．

b. 眼球の付属器

眼球を保護する眼瞼（まぶた）の内側には，瞼板腺（マイボーム腺）という脂腺（眼の乾燥を防ぐ）と涙液を分泌する涙腺（眼球を潤す）がある．涙液にはIgA（抗体），リゾチーム（殺菌作用），脂肪などが含まれている．涙液は涙点→涙小管→涙嚢→鼻涙管を通り，鼻腔（下鼻道）に排出される．眼球を動かす6つの眼筋（上・下斜筋，上・下直筋，内側・外側直筋）があり，脳神経（動眼神経・滑車神経・外転神経）により眼球を上下・左右・斜め・回転運動を調節している（図16-12, 13）．

c. 映像の経路

目に入ってきた映像は，角膜を通って水晶体→

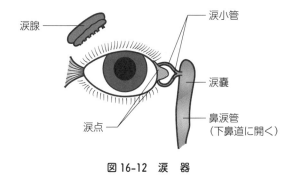

図16-12　涙器

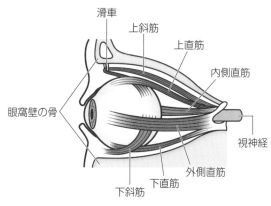

図16-13　眼筋

上・下直筋，内側直筋，下斜筋は動眼神経，上斜筋は滑車神経，外側直筋は外転神経により動かされている．

硝子体を介し網膜の黄斑（黄点）に結ばれる．この情報は視神経に伝えられ，大脳の視覚野（後頭葉）に達し映像を認識する．網膜から出た視神経は，鼻側は同側の脳へ，外側は視交叉で交差し他側の脳へ伝えられる．このことにより左右の目が得た情報の細かい差を脳で処理するので，立体感を感じる（図16-14）．しかし，映像が盲斑（盲点）に結ばれると映像は欠けてしまう（図16-15）．

d. 遠近調節

　近くを見たり遠くを見たりする遠近調節は，水晶体の厚みを変えて行われている．水晶体の厚みは水晶体に付着している毛様小帯（チン小帯）と毛様体筋により行われる．近くを見るときは水晶体が厚くなる．それは毛様体筋が収縮し毛様小帯が弛緩するためである．遠くを見るときは水晶体が薄くなる．それは毛様体筋が弛緩し毛様小帯が引っ張られるためである．正常の場合，最も明瞭に見える距離（明視距離）は約25 cm，最小距離（近点）は約10 cm，最大距離（遠点）は無限大といわれている（図16-16）．

e. 屈折異常

　正常の場合，外界からの映像は水晶体を介して網膜の黄斑にその像が明瞭に結ばれる．しかし，眼球軸や水晶体に異常があると像が不明瞭な形で結ばれてしまう．近視や遠視などは代表的な屈折異常である．

　近視は眼球軸（眼球の前後径）が長いか，また

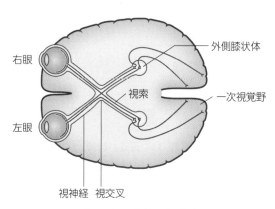

図16-14　視覚の伝導路

映像は視神経を通り脳に送られるが，視交叉で一部の神経が交差し他側の脳へ送られる．

は水晶体が厚いために，網膜の前方で像が結ばれる．凹レンズで補正することにより像を後方に移動させ，網膜に合致させる．

　遠視は眼球軸（眼球の前後径）が短いか，または水晶体が薄いために，網膜の後方で像が結ばれる．凸レンズで補正することにより像を前方に移動させ網膜に合致させる（図16-17）．

　そのほかに，角膜の屈折異常により起きる乱視（円柱レンズで補正）や加齢とともに水晶体が弾性力を失って，近くが見えにくくなる老視（凸レンズで補正）がある．

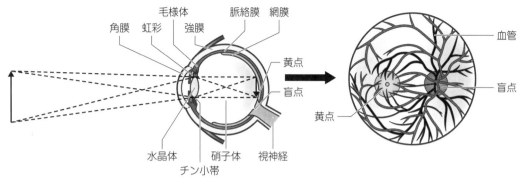

図 16-15　映像の経路

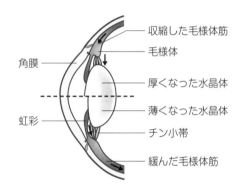

図 16-16　遠近の調節

点線より上が近くを見るとき，水晶体が厚くなっている.
点線より下が遠くを見るとき，水晶体が薄くなっている.

f. 明暗調節

外界からの光量は瞳孔の大きさを変えることにより調節され，網膜へ適量の光を与えている. この調節を明暗調節といい，虹彩にある瞳孔散大筋や瞳孔括約筋により行われている. 弱光のときは瞳孔散大筋が働いて瞳孔を広げ多くの光の量を取り入れ，強光のときは瞳孔括約筋が働いて瞳孔を縮め光の量を少なくする. これらの調節に働く瞳孔散大筋には交感神経が，瞳孔括約筋には副交感神経がそれぞれ支配している.

g. 色の感覚

錐体細胞には赤，緑，青の色にそれぞれ反応する3種類の細胞がある. 3つの色の組み合わせにより多種の色が判断できる. 錐体細胞に異常が起き色の判断ができなくなるのが色覚異常で，多くは先天性（X連鎖劣性遺伝）である. 一般によくみられるのは赤緑色覚異常で，日本では男性5％，女性0.4％にみられる. この色覚異常はX染色体にある赤と緑の感光物質の欠損が原因とされている. 男性の性染色体はXYでXが1本しかないので，X異常遺伝子であれば発症する. 女性の性染色体はXXで，2本のXのうち1本のX異常遺伝子があっても表面には出ない視覚異常保因者となり，2本ともX異常遺伝子であれば発症する.

h. 暗順応と明順応

暗順応や明順応は，杆体細胞にある視紅（ロドプシン）が分解されたり再合成されたりして行われる. ロドプシンはレチナール（ビタミンA）とオプシン（タンパク質）からなっている.

● 暗順応

暗順応とは，明るい所から薄暗い部屋に入ると次第に物が見えてくる現象をいう. これは視紅（ロドプシン）の合成に時間がかかるためである.

光が杆体細胞に入ると，視紅（ロドプシン）がレチナール（ビタミンA）とオプシンに分解され，そのときに発生するエネルギー（ATP）により視神経が興奮し大脳に情報が伝わる. 一方，分解された視紅は視黄から視白となりビタミンAを補給することにより暗所で視紅を合成する（図

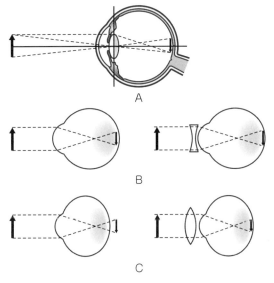

図16-17　近視と遠視
A は正視で網膜に像が結ばれている.
B の左図は近視で網膜の前方で像が結ばれている.
右図の凹レンズで補正する.
C の左図は遠視で網膜の後方で像が結ばれている.
右図の凸レンズで補正する.

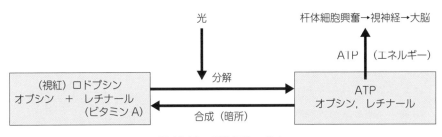

図16-18　杆体細胞の働き

16-18). 暗順応時間は10～30分を要する. 暗順応は, ビタミンAが不足すると起こりにくくなり, 暗い場所では物が見えなくなる. これが夜盲症である. しかし, 光の量がある程度以上であれば, 錐体細胞が働くので物を見ることができる.

● 明順応

明順応とは, 暗い所から明るい所に急に出ると杆体細胞にまぶしさを感じるが, しばらくするとその明るさに慣れてくる現象をいう. 強い光が入るとロドプシンが一気に分解され, まぶしさを感じるが, しばらくすると慣れてくる. これは錐体細胞が働くためである. 明順応は2～3分で完了する.

i. 眼球反射

眼球にみられる反射に, 対光反射, 輻輳反射, 角膜反射などがあり, 反射中枢は中脳にある.

対光反射：光の強弱により瞳孔が縮小したり散大したりする反射である（cf. 明暗調節を参考）.

輻輳反射：近くの物を注視すると, 両眼が鼻側に寄り, 瞳孔は縮小する反射である.

角膜反射：物が急に眼球に接近したり, 角膜を刺激すると, 眼瞼（まぶた）が閉じる反射である.

問題 正しいものに○，誤っているものに×をつけてみよう！

① 閾値はある感覚を引き起こす最大限の刺激の強さをいう （　　　）

② 識別閾は刺激の強さを判断できる （　　　）

③ 嗅覚は順応しにくい （　　　）

④ 皮膚は表面から表皮，真皮，皮下組織の3層よりなる （　　　）

⑤ 皮膚の色をつくるメラニン細胞は表皮の角質層にある （　　　）

⑥ 皮膚感覚で痛点が最も多い （　　　）

⑦ 温覚は特殊感覚である （　　　）

⑧ 味蕾をもつ乳頭は3つある （　　　）

⑨ 味細胞には脳神経が分布している （　　　）

⑩ 音は蝸牛管のコルチ器で感じ取る （　　　）

⑪ 回転運動は前庭で感じる （　　　）

⑫ 強膜は眼球外膜の約1/6を占める （　　　）

⑬ 虹彩は水晶体の大きさを変える （　　　）

⑭ 網膜は眼球壁の内膜にある （　　　）

⑮ 杆体細胞には光を感知するロドプシンがある （　　　）

⑯ 外部からの映像は黄斑で結ばれる （　　　）

⑰ 近くを見るときは水晶体が薄くなる （　　　）

⑱ 遠視は凹レンズで補正する （　　　）

⑲ 色は網膜の錐体細胞で感じ取る （　　　）

⑳ 暗順応の方が明順応より慣れる時間が早い （　　　）

【答】 ①（×）感覚を引き起こす最小限の刺激の強さを閾値という． ②（○）視覚は識別閾が小さく（敏感），味覚や聴覚は大きい（鈍感）． ③（×）嗅覚は最も順応しやすい． ④（○）表皮の角質層は時間とともに角化し，垢（あか）として剥離する． ⑤（×）メラニン細胞は表皮の基底層にある． ⑥（○）感覚点は痛点＞触点・圧点＞冷点＞温点の順に多い． ⑦（×）体性感覚（皮膚感覚）である． ⑧（○）茸状乳頭，葉状乳頭，有郭乳頭の3つ． ⑨（○）顔面神経と舌咽神経が分布している． ⑩（○）コルチ器は基底膜上にある． ⑪（×）半規管で感じる． ⑫（×）外膜の約5/6を占める． ⑬（×）瞳孔の大きさを変化させる． ⑭（○）網膜に錐体細胞と杆体細胞がある． ⑮（○）ロドプシンはレチナールとオプシンから構成されている． ⑯（○）盲斑は映像が欠ける部分である． ⑰（×）水晶体は厚くなる． ⑱（×）遠視は凸レンズで補正する． ⑲（○）錐体細胞には赤，緑，青の色にそれぞれ反応する3種類の細胞がある． ⑳（×）明順応の方が早い．

索　引

欧文索引

学生の声を聞いてつくった解剖生理学

2020 年 8 月 1 日　1 版 1 刷　　　　　　　　　　　ⓒ2020

著　者
あだにや　　ひとし
安谷屋　均

発行者
株式会社 南山堂　代表者 鈴木幹太
〒113-0034　東京都文京区湯島 4-1-11
TEL 代表 03-5689-7850　　www.nanzando.com

ISBN 978-4-525-12171-6　　定価（本体 1,900 円＋税）